치과의사가 꼭! 알아야 할
생활습관병 환자의 관리
Q&A 78

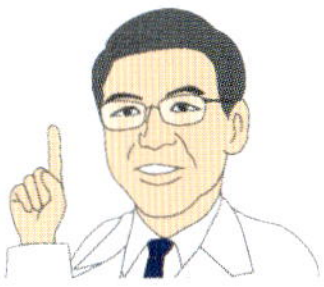

치과의사가 꼭! 알아야 할

생활습관병 환자의 관리

Q&A 78

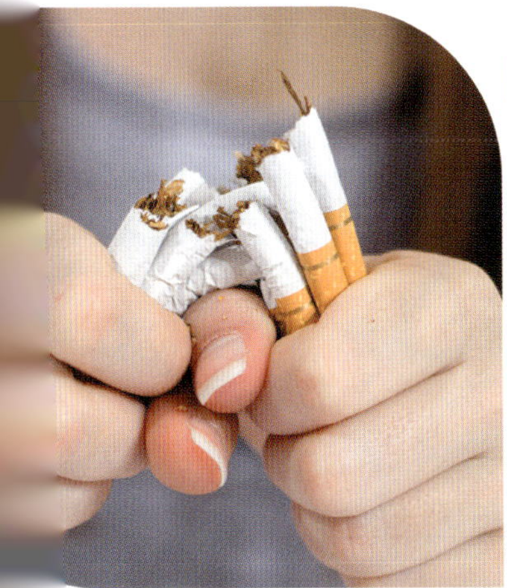

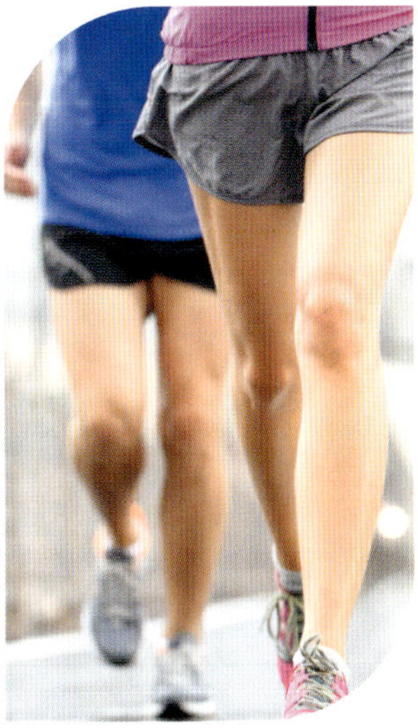

Tomino Yasuhiko (富野康日己) 편저

의료법인사단 SHOWAKAI 이사장,

준텐도대학 명예교수

최재갑·최덕현 역

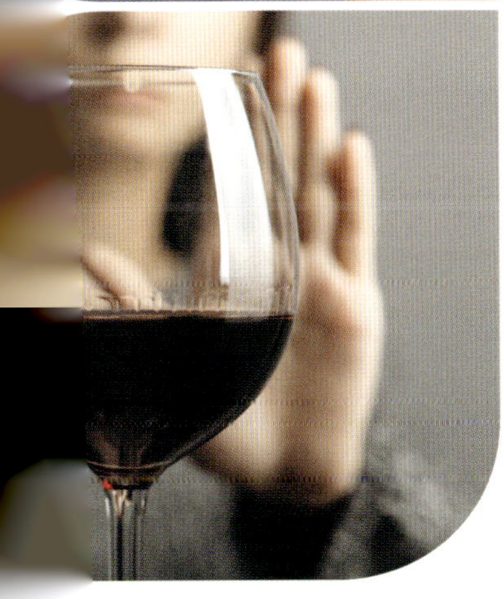

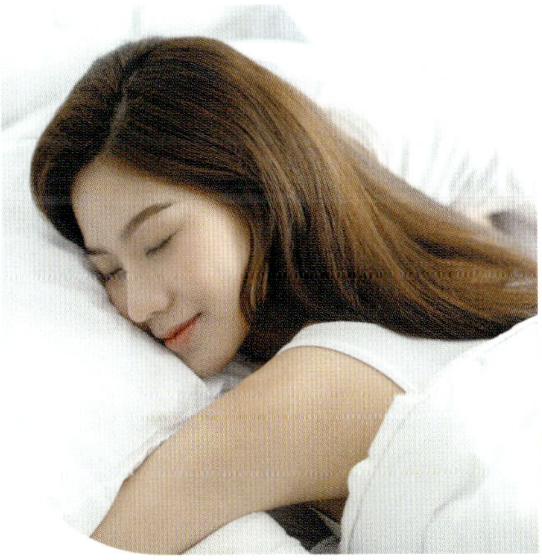

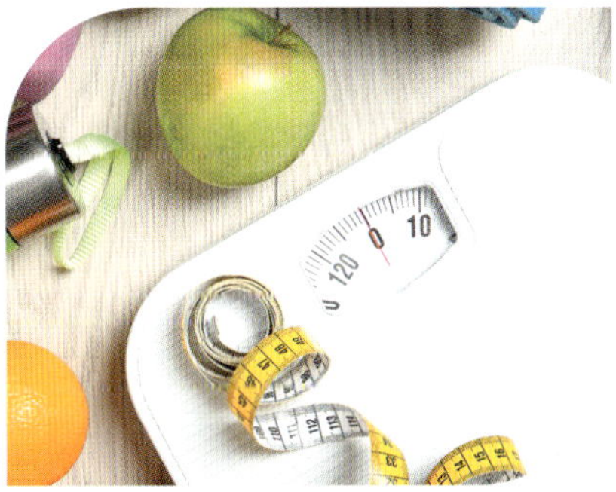

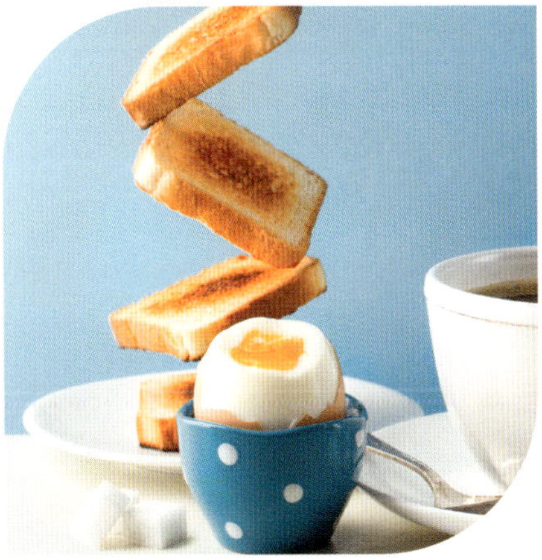

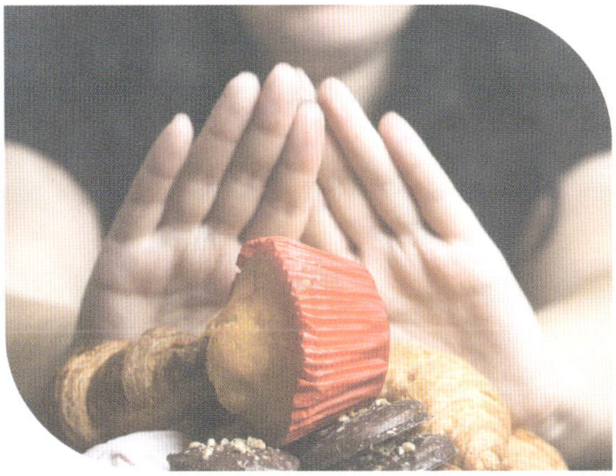

대한나래출판사

DaehanNarae Publishing, Inc.

SK V1 Tower 1507
Younmujang 5 gagil 25, Sungdong-gu
Seoul 04782, Korea
TEL: +82-2-922-7080
FAX: +82-2-922-0841
E-mail: nrpub@naver.com
Website: www.nrbooks.kr

Original Japanese Title: **SHIKAI GA OSAETEOKITAI SEIKATSU SHUKANBYOU Q&A 78**

치과의사가 꼭! 알아야 할 생활습관병 환자의 관리 Q&A 78

발행일　2022년 7월 5일
편저　Tomino Yasuhiko
역자　최재갑 · 최덕현
발행인　최용원
편집디자인　장순임
표지디자인　장순임
교정 · 교열　윤수현
발행처　**대한나래출판사** (등록 제2012-000051호/1994.6.10)
주소　서울시 성동구 연무장 5가길 25, 성수역 SK V1 Tower 1507호
전화　(02) 922-7080
팩스　(02) 922-0841
이메일　nrpub@naver.com
홈페이지　www.nrbooks.kr

ISBN 978-89-5741-869-7

정가 70,000원

Printed in Korea

서 문

편중된 식사나 운동 부족, 흡연, 과도한 음주, 각종 스트레스 등 바람직하지 않은 생활습관이나 환경이 누적됨에 따라 생활습관병의 위험이 높아진다는 것은 잘 알려져 있다. 고혈압이나 지질이상, 당뇨병을 비롯한 생활습관병은 거의 자각 증상이 없기 때문에 뇌나 심장, 혈관 등에 대한 손상이 모르는 사이에 쌓여 어느 날 갑자기 협심증이나 심근경색, 뇌졸중 등 생명과 관계되는 질환을 일으킬 위험이 있다. 이러한 생활습관병은 일본인 2/3의 사인과 관련되어 있다고 알려져 있다.

치과계에서는 당뇨병의 여섯 번째 합병증으로 치주질환이 추가된 것이 최근의 토픽 중 하나가 되고 있다. 그 외에도 치주질환과 허혈성 심질환, 뇌경색, 비만 등 주로 잇몸질환과 생활습관병의 연관성을 시사하는 보고를 국내·외에서 볼 수 있다. 따라서 외래환자를 진찰하고 있는 치과의사도 생활습관병에 관한 지식을 제대로 정리하고 최신의 지식을 파악해 두는 것은 매우 중요한 일이라고 생각한다.

이렇게 생활습관병의 질환 개념을 접하게 된 후, 생활습관병 환자의 치과 치료 시 주의점 및 치과 외래에서 마주하게 되는 진단의학적 검사 데이터의 의의, 읽는 법, 표준적 대처 방법 등을 포인트마다 간결하게 정리한 본서를 간행하게 되었다. 본서는 치과의사의 지식 향상, 나아가서는 환자의 건강에 기여할 수 있는 책이 될 것으로 생각한다. 그러나 기술한 내용에 과부족도 있을 것이라 생각되므로, 독자 여러분의 기탄없는 의견을 부탁드린다.

도청시를 비리보며

Tomino Yasuhiko (富野康日己)

감저자 약력

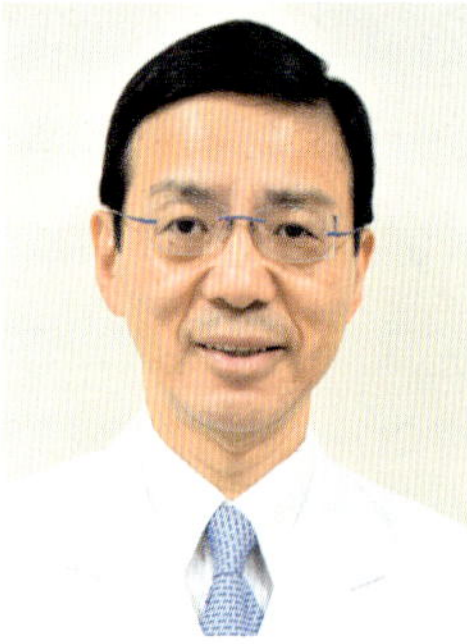

Tomino Yasuhiko (富野康日己)

1994~2015년 준텐도대학 의학부 신장내과학강좌 교수
2004~2006년 준텐도대학 의학부 부속 준텐도의원 부원장
2006~2011년 준텐도대학 의학부장, 이사, 평의원
2008~2011년 준텐도대학 대학원 의학연구과장
2015년~ 의료법인사단 SHOWAKAI(松和会) 상무이사·아태신연구추진실장
현재 의료법인사단 SHOWAKAI(松和会) 이사장
준텐도대학 명예교수
도카이대학 객원교수
도토의료대학 객원교수 외

1991년 준텐도대학 의학부 동창회 학술장려상 수상
1995년 신연구회 우수연구상 수상
2007년 일본신장재단 학술상 수상
2014년 홍콩신장학회 Richard Yu Endowment Found Award 수상
2016년 대만신장학회 Honorary International Member of the Taiwan Society of Nephrology 외

[소속학회 등]
아시아·태평양신장학회 전 이사장
아시아 신콘퍼런스 고문
국제 IgA 신증심포지엄 전 이사
일반재단법인 선스타재단 이사

역자 약력

■ 최 재 갑

구강내과 전문의, 치의학박사
경북대학교 치과대학 구강내과 명예교수
대한안면통증구강내과학회 회장 (역)
아시아두개하악장애학회 회장 (역)
대한수면의학회 회장 (역)

■ 최 덕 현

내과 전문의, 내분비대사내과 분과전문의, 의학박사
순천향대학교 의과대학 내과 조교수
대한의사협회 국민권익특별위원회 의료자문위원
한국당뇨협회 월간 "당뇨" 편집위원

역자 서문

치과 치료에 앞서 환자의 전신건강 상태를 평가하는 것은 환자의 안전을 위해서 반드시 필요한 일일 뿐만 아니라 치과의사의 법적 의무이기도 하다. 특히 당뇨병, 고혈압, 만성 신장병, 허혈성 심질환, 뇌혈관장애 등과 같은 전신질환(생활습관병)을 가진 환자는 면역기능의 저하, 스트레스에 대한 저항성의 약화, 치유능력의 저하 등으로 인하여, 치과 치료를 통해서 건강이 악화되거나 예기치 못한 합병증이 발생할 위험이 있기 때문에 치과 치료 시에 더욱 세심한 주의가 요구되며 치과의사들에게는 늘 경계의 대상이 되고 있다.

따라서 이처럼 치과 치료와 밀접한 관련이 있는 전신질환에 관한 최신 지식의 습득과 이러한 환자에 대한 대처 능력을 키우기 위한 끊임없는 노력은 치과의사의 책무라고 할 수 있다. 그러나 이러한 전신질환 환자의 평가와 관리에 있어서 치과의사가 감당해야 할 몫과 책임의 한계가 분명하지 않을 뿐만 아니라, 급속히 발전하는 일반 의학의 변화 추세를 신속히 따라가고 이해하는 것이 쉽지 않기 때문에 전신질환을 가진 환자의 관리는 치과의사들에게 언제나 부담스러운 일이 아닐 수 없다.

이 책의 원서는 일본 준텐도대학(順天堂大學) 의학부 명예교수이자 내과의사인 Tomino Yasuhiko (富野康日己) 교수가 저자로 참여하고 감수한 "치과의사가 확인하고 이해하고 싶은 생활습관병 (歯科医が押さえておきたい生活習慣病) Q&A 78"이다. 이 책은 여러 가지 생활습관병의 개요와 최신 정보를 간결하고 알기 쉽게 설명하고 있으며 또한 치과의사가 흔히 접하게 되는 생활습관병 환자에 관한 여러 가지 의문점을 Q&A 형식을 빌려 항목별로 잘 정리하고 있다. 따라서 치과의사의 생활습관병에 대한 이해를 돕는 데 큰 도움이 될 수 있을 것으로 생각하여 번역서로 출간하게 되었다.

그뿐만 아니라 이 책은 여러 가지 생활습관병의 검사실 소견과 약물치료에 관해서 매우 구체적으로 서술하고 있고, 그러한 약물을 복용하는 환자의 치과적 관리 방법에 대해서도 잘 설명하고 있기 때문에 생활습관병 환자에 대한 치과의사의 실무지침서로서도 손색이 없다. 따라서 이 책은 치과의사가 진료 중에 수시로 참고할 수 있도록 진료실 책상 위에 항상 비치해 둘 만한 가치가 있는 책이라고 생각한다. 참고로 독자의 편의와 이해를 돕기 위해서 진단기준이나 의료제도, 용어가 우리나라와 다른 부분에 대해서는 '역주'를 달거나 보충 설명을 추가하였음을 밝힌다.

끝으로 이렇게 좋은 책의 출간을 위해서 노력하신 대한나래출판사의 최용원 사장님께 감사드리고, 이 책의 번역 과정에 자문의로 참여해서 내과적 전문 분야에 대한 정확한 이해와 서술에 도움을 준 순천향대학교 의과대학 내과 최덕현 교수님께도 감사드린다. 이 책이 생활습관병을 가진 모든 치과 환자를 안전하게 치료하는 데 큰 도움이 되기를 기대하는 바이다.

2022년 5월 대구 범어동에서

역자 대표 **최 재 갑**

CONTENTS

서장

내과의사가 알려 주는 생활습관병

Introduction

내과의사가 알려 주는 생활습관병

의료법인사단 SHOWAKAI/준텐도대학 명예교수 **Tomino Yasuhiko (富野康日己)**

건강이란?

사람들은 평소에 건강과 건강하지 못한 것에 관해서 자주 이야기한다. 초고령사회에서 고령자의 최대 관심사는 바로 건강이다. '건강이란 아프지 않거나 허약하지 않다는 것이 아니라 육체적, 정신적, 사회적으로 모든 것이 충족된 상태에 있는 것'이라고 정의되고 있다(일본WHO협회 번역).

인간은 건강, 미병, 질병(질환) 중 어느 하나의 상태에 있다. 미병은 동양의학적 개념으로 경계형 질환이라고도 한다. 일본미병연구학회에서는 '미병은 건강 상태의 범위이지만, 질병에 현저히 가까운 신체 또는 마음의 상태를 말한다'라고 정의하고 있다. 따라서 미병은 건강관리 또는 예방의학의 대상이 되는 분야라고 할 수 있다.

질병의 원인으로는 유전이나 성별(호르몬), 환경(대기오염: 미세먼지 PM2.5*) 그리고 몇 가지 나쁜 생활습관 등을 들 수 있다.

1973년 미국의 Breslow 박사는 캘리포니아주 주민 7,000명을 조사해서 '브레슬로의 7가지 건강습관'을 제시하였다. 이 건강습관과 여기서 사용되고 있는 생활습관이라는 말은 거의 동의어로 볼 수 있다(그림 1). 여기서, 44년 이상 경과하였으나 오늘날에도 충분히 통용될 수 있는 '브레슬로의 7가지 건강습관'을 소개한다.

1. 흡연하지 않는다

담배 연기 속에는 니코틴과 타르, 일산화탄소 등이 함유되어 있는데, 이것은 주류 연기(담배를 피워 입으로 들어간 연기)보다 부류 연기(담배의 점화 부위에서 나오는 연기)에 더 많이 포함되어 있다. 니코틴은 혈압을 올리고 타르(식물수지 레진)에는 발암성이 있다. 일산화탄소의 흡입은 산소 결핍을 일으켜 뇌 기능이나 운동능력의 저하, 혈관 동맥경화의 원인이 된다. 간접흡연이란 부

* [역주] PM2.5: 지름 2.5㎛ 이하의 먼지를 뜻하는데 한국에서는 초미세먼지라고 부른다. PM은 particulate matter의 약자로서 '입자상 물질'을 뜻한다.

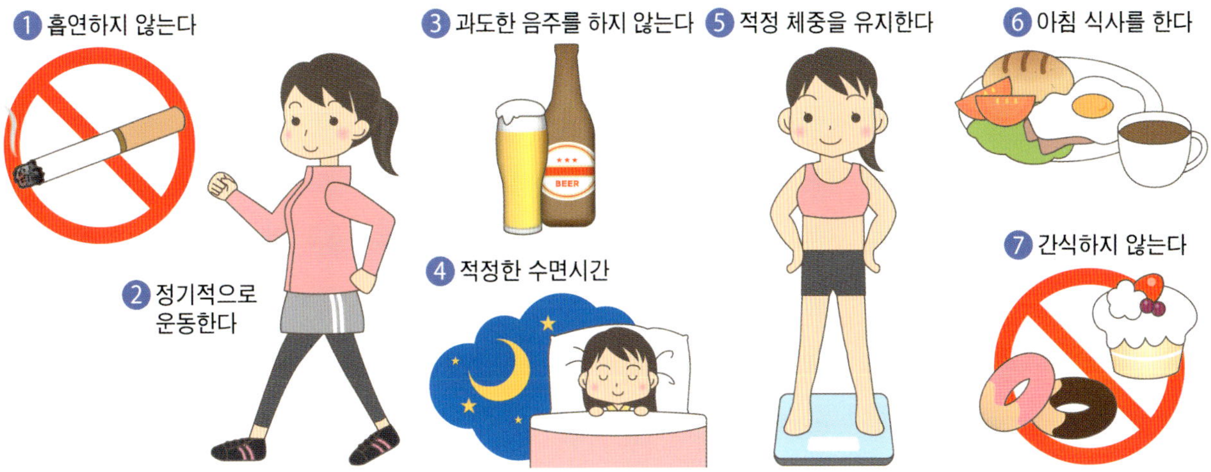

그림 1. 브레슬로의 7가지 건강습관.

류 연기나 배출 연기(입에서 뿜어내는 연기)를 다른 사람이 흡입하는 것으로 이것은 타인의 건강에 피해를 주게 된다. 따라서 흡연은 본인의 건강을 상하게 할 뿐만 아니라 타인에게도 피해를 주게 된다.

2. 정기적으로 운동한다

적당한 유산소운동(숨을 멈추지 않고 산소를 흡입하면서 하는 운동)은 혈액순환을 좋게 하고 혈압을 낮추는 효과가 있다. 또한 운동을 통해 근력 저하를 예방할 수 있다. 평상시보다 1.5배 정도의 속도(가볍게 숨이 차고 땀이 날 정도)로 걷는 것을 하루 30분 이상(주 3회, 가능하면 매일) 하는 것이 좋다고 되어 있다. 부상이나 노화로 인한 근력 저하가 보여도 정기적으로 무리하지 않고 운동을 시작함으로써 서서히 회복될 수 있다. 언제 어디서나 유산소운동을 해야 한다.

한편 무산소운동이란 단시간(약 8~40초)에 폭발적인 힘을 발휘하는 격렬한 운동을 말한다. 산소를 사용하지 않고 근육 속의 '당(글리코겐)'을 분해하여 에너지를 만들어 내는 것으로, 단거리 달리기(질주)나 웨이트 트레이닝(근육 트레이닝) 등이 전형적인 무산소운동이다.

3. 과도한 음주를 하지 않는다

과음은 여러 종류의 암(유방, 인두, 후두, 폐, 식도, 대장)을 쉽게 발병시킬 수 있는 것으로 보고되고 있다. 청년 음주는 뇌의 발달을 늦추고 뇌 기능을 저하시킨다. 그리고 알코올성 간질환의 원인이 되는 것을 비롯해 여러 가지 장기의 장애를 일으키기 쉽고 성호르몬에도 악영향을 미칠 우려가 있다. 또한 젊은이는 알코올의존증(alcohol dependence)에 걸리기 쉽다고 알려져 있다. 최근에는 약간의 음주라도 기억에 깊게 관여하고 있는 뇌 해마의 위축을 일으킨다는 보고도 있어, 적정한 음주량에 대한 재검토가 필요하다는 의견이 제시되고 있다.

4. 적정한 수면시간

수면에는 질과 시간이 중요하며, 비렘(non-rapid eye movement; non-REM)수면과 렘(rapid eye movement; REM)수면의 균형도 중요하다. 적정 수면시간은 개인차가 있지만 평균 7시간이다. 비렘수면은 뇌를 쉬게 하고 몸을 회복시키기 위한 수면이다. 렘수면 동안에는 낮에 경험한 사건이나 학습에 의해서 얻은 지식 등과 같은 중요한 정보를 뇌에서 정리해서 기억으로 저장하는 것으로 알려져 있다. 특히 노인에서는 깊은 잠과 관련된 비렘수면의 시간이 짧아지고 있다.

수면의 질을 나쁘게 하는 원인으로는 잠들기 직전에 카페인(커피, 녹차)이나 알코올의 섭취, 흡연, 대량의 식사, 텔레비전 시청, 스마트폰에서 LINE(카카오톡과 비슷한 SNS)이나 Facebook의 사용, 게임에의 열중 등이 있다. 아침에 일어나면 햇빛을 받아 체내 시계 스위치를 켜는 것이 좋은 수면을 만드는 것으로 알려져 있다.

불면증에는 입면 장애나 중도 각성, 조조 각성, 숙면 장애 등이 있으며, 단독인 경우도 있고 2개 이상 복합해서 나타나는 경우도 있다. 불면증은 우울증, 치매, 암과 관련이 깊은 것으로 알려져 있다.

5. 적정 체중을 유지한다

비만이 왜 건강에 좋지 않은가 하면 심장에 부담을 주고 간에 지방이 쌓여서 지방간이 되며 간경변증과 담석증, 당뇨병에 걸리기 쉽기 때문이다. 근래에 비만과 관련이 깊은 대사증후군(내장지방증후군, 뒤에 설명)이라는 개념이 주목받고 있다.

6. 아침 식사를 한다

요즘 아침 식사를 하지 않는 초·중학생이 늘어나고 성인에서도 비슷한 양상이 나타나고 있다. 결식이 왜 좋지 않은가 하면 저혈당에 의해 뇌순환이 나빠져서 작업이나 학습 효율이 저하되기 때문이다. 즉, 배가 고프면 공부나 작업에 집중할 수 없게 되고 또 몸이 차가워져서 냉증의 여성이나 뇌출혈 환자가 증가한다고 여겨지고 있다.

7. 간식하지 않는다

간식이란 매일의 규칙적인 식사 사이에 섭취하는 보조적인 식사(가볍게 먹는 것)이다. 하루 간식 횟수가 늘어나면 섭취 칼로리가 과잉되어 비만이나 당뇨병에 걸릴 위험이 커진다. 간식으로 과자나 과일 같은 당질(탄수화물)을 과도하게 섭취하는 경향이 있다. 그러나 평소 식사량을 4~6회로 나눠 먹는 분식은 큰 문제가 없다. 식사를 할 때는 당질, 단백질, 지질, 비타민, 미네랄, 채소 등을 골고루 섭취할 것을 권하고 있다. 식사 동안에는 시간적 여유를 갖고 천천히 잘 씹는 것이 중요하다.

생활습관병이란?

생활습관병(lifestyle-related disease)은 당뇨병, 고혈압, 이상지질혈증(고지혈증), 고요산혈증(통풍) 등과 같이 생활습관의 혼란이 발병 원인과 깊이 관련된 것으로 여겨지는 질병의 총칭이다. 일본에서는 악성 신생물(암), 심장병, 뇌혈관질환이 3대 사인이지만, 심장병과 뇌혈관질환의 기초가 되는 질환으로서 당뇨병이나 고혈압, 이상지질혈증, 고요산혈증이 있다.

생활습관병이란 새로 태어난 하나의 질병이 아니라 질병의 개념으로, 현재 일본뿐만 아니라 국제적으로도 크게 늘고 있는 중대한 질환군이다. 지금까지는 노화에 의한 발병이 주목되고 있었기 때문에 성인병(adult disease)이라고 불려 왔으나, 성인뿐 아니라 생활습관의 문란으로 인해 소아에서도 발병한다는 점에서 생활습관병이라 불리게 되었다. 즉, 성인뿐만 아니라 소아도 생활습관의 큰 변화로 인해 비슷한 상태가 되고 있으며, 이와 같은 생활습관의 혼란으로 인한 질병군을 이렇게 부르고 있다.

원인으로는 식생활의 서구화 및 운동 부족과 자동차 보급에 따른 비만, 흡연, 과도한 음주 등이 꼽히고 있다. 소아에서는 운동 부족으로 인한 비만과 근력(운동능력) 저하가 문제이다.

생활습관의 수정(시정)에는 스스로는 어떻게 할 수 없는 것(예를 들면, 고령이나 성별, 유전 등)과 노력하면 개선할 수 있는 것이 있다. 스스로는 어쩔 수 없는 것에 대해서는 미리 질환 감수성을 알고 조기에 진단과 치료를 해서 상태를 개선하는 방법이 사용되고 있다. 노력하면 개선할 수 있는 것에 대해서는 진심으로 몰두하면 수정이 이루어질 수 있다. 그 가운데 간단하면서도 매우 어려운 것이 흡연과 비만이다.

흡연은 폐와 후두, 인두, 식도 등의 암뿐만 아니라 고혈압이나 심장병, 뇌혈관질환, 만성폐쇄성폐질환(COPD) 등의 위험 인자가 되기도 한다. 또한 흡연은 예방 가능한 가장 큰 사인이며 간접흡

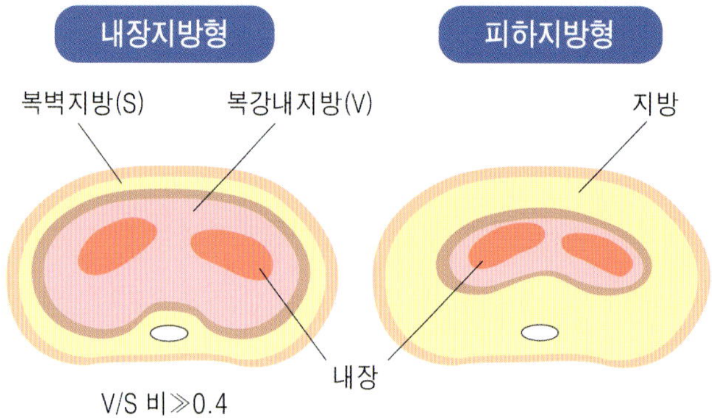

그림 2. 내장지방형 비만과 피하지방형 비만.

연도 사회적으로 큰 문제가 되고 있으므로 흡연자는 이 점을 잘 생각해서 금연해야 한다. 병원에서 금연 진료를 받는 것도 좋은 방법이다.

비만은 대사증후군(metabolic syndrome)과 관련성이 깊기 때문에 체중 감량(정상체중의 유지)이 중요한 과제이다. 비만은 생활습관병의 핵심적인 위험 요소이며 고혈압과 단백뇨 발생의 위험 인자이기도 하다. 따라서 평소 체중관리가 매우 중요하다. 필자는 매일 정해진 시간에 체중을 측정해서 표준체중을 유지할 것을 권고한다. 비만[BMI=체중(kg)÷〔신장(m)〕^{2}: 25kg/m^2 이상]은 만성 신장병(chronic kidney disease; CKD)의 예후에 영향을 미치고 말기신부전증 발병의 위험 인자가 된다. CKD의 문제점 중 하나로서 심혈관질환의 병발을 들 수 있는데 여기에도 비만이 크게 관련되어 있다.

비만에는 내장지방형 비만과 피하지방형 비만이 있는데(그림 2), 전자는 알부민뇨(albuminuria)나 신장기능 저하의 중요한 위험 인자이다. 내장지방이 쌓이면 다양한 지방세포에서 분비되어 여러 가지 활동을 촉진하거나 억제하는 기능을 가진 생리활성물질인 아디포사이토카인(adipocytokine)의 분비이상이 생긴다. 그 때문에 인슐린저항성(insulin resistance)이나 혈전을 일으키기 쉬워진다고 되어 있다. 아디포사이토카인 중에서도 인슐린의 작용을 높이거나 동맥경화를 억제하는 작용이 있는 아디포넥틴(adiponectin)이라는 물질이 감소하면 당뇨병이나 동맥경화가 발병할 가능성이 높아진다.

대사증후군(Metabolic syndrome)이란?

체내의 지방은 내장지방과 피하지방으로 나뉘는데 그 비율은 복부 CT 검사로 정확히 측정할 수 있다.

대사증후군(metabolic syndrome, 내장지방증후군)이란 내장지방의 축적으로 혈당을 저하시키는 유일한 호르몬인 인슐린의 기능이 저하되어(인슐린저항성[*1]), 당대사이상(내당능장애: 당뇨병 전 단계, 당뇨병)이나 지질대사이상[고트리글리세라이드 혈증(hypertriglyceridemia), 저HDL 콜레스테롤혈증], 고혈압 등과 같은 동맥경화의 위험 인자가 출현하는 상태를 말한다. 대사증후군에서는 협심증이나 심근경색 같은 허혈성 심질환의 위험도가 증가한다.

대사증후군의 진단기준은 그림 3a, b에 나와 있다. 진단을 위해서는 내장지방의 축적(허리둘레의 증대)이 필수 조건이며 지질대사이상, 고혈압, 고혈당의 3항목 중 2항목 이상을 충족해야 한다. 대사증후군은 만성 신장병(CKD)의 원인이기도 하며 대사증후군의 구성인자 수가 늘어날수록 CKD의 합병률이 증가하는 것으로 알려져 있다.

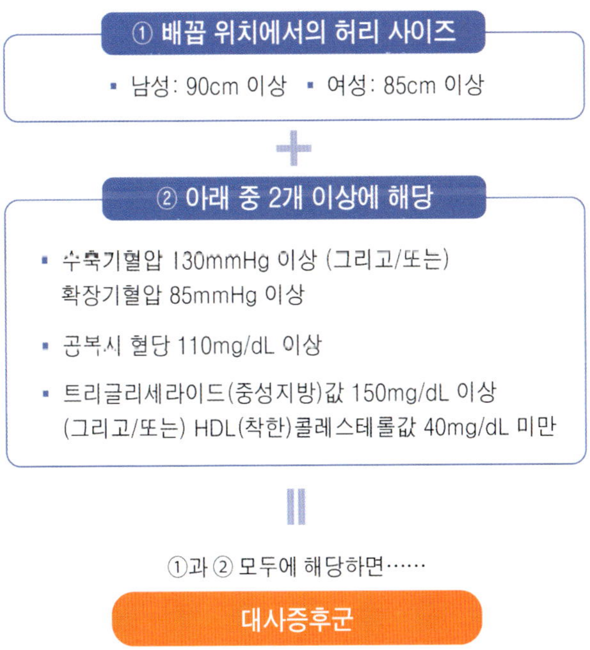

그림 3a. 대사증후군 진단기준[대사증후군 진단기준 검토위원회: 대사증후군의 정의와 진단기준. 일본내과학회잡지, 94(4):794–809, 2005에서 변형하여 인용].

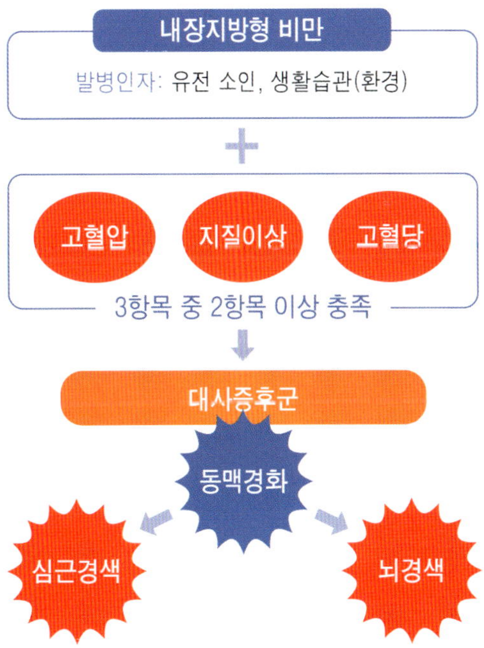

그림 3b. 대사증후군 해당자 및 예비자가 1,940만 명으로 추정되며, 배가 나오고 혈압이 높고 혈액 중 지방과 당분이 많다.

*1: 인슐린의 과다 분비로 인해 체내에서 그에 대한 저항성이 생겨 인슐린의 효과가 잘 나타나지 않는 상태

운동기능저하증후군(Locomotive syndrome)이란? 노쇠(Frailty)란?

초고령사회인 일본에서는 대사증후군과는 반대의 현상, 즉 비정상적인 '야윔'이나 영양장애(식욕의 저하, 영양의 편중, 독거인의 불충분한 식생활)도 문제가 되고 있다. 임신부의 비정상적인 '야윔'은 태아의 발육부전과 어린이의 장래 생활습관병 발병과 관련이 있는 것으로 알려져 있다. 따라서 임신부는 임신 주 수에 맞는 적정한 체중 증가가 바람직하다.

노화에 따른 신체 기능장애도 주목받고 있으며, 다양한 관점에서 체계화가 이루어져서 각 학회 및 지자체 차원에서 많은 대책이 수립되고 있다.

① 운동기불안정증(musculoskeletal ambulation disability symptom complex)이란 고령화로 인해 신체 균형 능력 및 이동 보행능력의 저하가 초래되어 칩거와 전도 위험이 높아진 상태이다(일본정형외과학회).

② 운동기능저하증후군(locomotive syndrome)이란 운동기의 장애로 인해 개호가 필요한 상태이거나 개호의 위험이 높은 상태를 말한다. 운동기불안정증보다 넓은 개념이다(일본정형외과학회).

③ 근감소증(sarcopenia)이란 신체적 장애나 삶의 질 저하 그리고 사망과 같은 나쁜 결과를 가져올 수 있는 것으로 진행성 및 전신성의 골격근량 및 골격근력의 저하를 특징으로 하는 증후군이다.

④ 노쇠(frailty)란 나이가 들면서 질환 이환이나 사망 위험이 높아진 고령자를 나타내기 위한 개념이다. 영양장애, 피로성(fatigability), 근력 저하, 보행능력 저하, 활동성 저하의 5가지로 평가하고 있다.

⑤ 노년증후군이란 나이가 들면서 나타나는 신체적 및 정신적 증상이나 질환을 말한다.

⑥ 악액질(cachexia)이란 질환에 기인하고, 지방의 감소 유·무에 관계없이 근육량의 감소와 체중감소를 초래하는 복잡한 대사증후군이다. 암 등의 말기 상태에서도 나타날 수 있다.

내과의사가 치과의사에게 전하고 싶은 생활습관병의 요점

① 생활습관병은 여러 가지 생활습관의 혼란이 관여하는 질환군이기 때문에 가능한 것부터 하나라도 더 수정(시정)하도록 지도해야 한다.

② 생활습관병의 치료에는 약물요법 외에 식이요법(영양 지도)이나 운동요법도 있으므로 이에 대한 기본적인 지식을 알고 있어야 한다.

③ 생활습관병은 일반적으로 서서히 진행되는 질환이 많다. 그러나 여러 가지 원인(탈수, 출혈, 쇼크, 혈압 저하 등)으로 인해 급격히 악화될 수 있다.

④ 생활습관병이 치과 질환의 원인과 악화에 관여할 수도 있고 치과 질환이 생활습관병의 악화 요인이 될 수도 있다. 예를 들어, 당뇨병 환자에서는 우식이나 치주질환의 합병이 많다고 한다. 치과 질환은 치매와도 관련이 있다. 따라서 치과의사들이 의과 영역에도 관심을 갖고 의과-치과 협력을 촉진할 필요가 있다고 생각한다.

⑤ 비감염성 질환(non-communicable diseases; NCDs)과 관련된 생활습관의 위험 인자로서 흡연과 음주, 운동, 식생활이 있다. 이러한 위험 인자와 구강 건강과의 관련성에 주목하는 것이 중요하다.

⑥ 생활습관병의 급격한 악화 원인으로 치과 진료도 들 수 있는데, 치과 진료(특히 통증)에 대한 긴장과 불안으로 혈압이 상승할 수 있으므로 뇌·심 혈관질환이 있는 환자에게는 주의가 필요하다. 또한 발치 후 혈압 저하, 출혈, 항균제나 비스테로이드성 소염제(NSAIDs)의 투여가 생활습관병 악화에 관여하기도 한다.

⑦ 현재 일본에서 항응고제 복용 환자는 150만 명 이상, 항혈소판제 복용 환자는 600만 명 이상인 것으로 알려져 있다. 이런 복약 상황을 모르고 발치를 했다가 지혈이 잘 되지 않아 문제가 발생하거나, 갑작스럽게 투약 중지를 지시해서 뇌경색을 일으킨 사례도 나타나고 있다. 또한 "순환기 질환의 항응고·항혈소판 요법에 관한 가이드라인"(2004년 일본순환기학회)에서는 항혈전요법을 계속하면서 발치하는 것이 '바람직하다'는 견해를 보이고 있다(표 1).

⑧ 항균제의 장기 투여는 '약제내성균'의 원인이 될 수 있으므로 충분한 주의가 필요하다.

표 1. 항혈소판제·항응고제의 휴약기간[일본순환기학회(편): 순환기 질환의 항응고·항혈소판 요법에 관한 가이드라인 2004에서 변형하여 인용]

의약품 품명		휴약기간의 기준					
		수술		소화관 내시경			
		대수술	발치, 백내장, 소수술	관찰	생검 저위험수기	고위험수기 단제	고위험수기 2제 병용
항응고 작용	와파린 Warfarin	3–5일 전에 중지하고 헤파린으로 대체	그대로 가능 (PT-INR 치료 영역 확인)	휴약 불필요	휴약 없이 가능 (PT-INR 치료 영역 확인)	3–5일 전에 중지하고 헤파린으로 대체	3–5일 전에 중지하고 헤파린으로 대체
	프라닥사 Pradaxa	CCr>50: 1일 (2–4일) 30<CCr≤50: 2일(4일)	그대로 가능 (내복 6–12시간 이후 권장)	휴약 불필요	휴약 없이 가능	1–2일 전에 중지하고 헤파린으로 대체	1–2일 전에 중지하고 헤파린으로 대체
	릭시아나 Lixiana	1일 이상	그대로 가능 (내복 6–12시간 이후 권장)	–	–	–	–
	자렐토 Xarelto	1일 이상	그대로 가능 (내복 6–12시간 이후 권장)	–	–	–	–
	엘리퀴스 Eliquis	1일 이상 (2일 이상)	그대로 가능 (내복 6–12시간 이후 권장)	–	–	–	–
항혈소판 작용	베이아스피린 Bayaspirin	7–14일	그대로 가능	휴약 불필요	휴약 없이 가능	3–5일 휴약 (휴약 없이 가능)	휴약 불필요 또는 Cilostazol로 대체
	패날딘 Panaldine	7–14일	그대로 가능	휴약 불필요	휴약 없이 가능	5–7일 휴약 (Aspirin 또는 Cilostazol로 대체)	5–7일 휴약하고 Aspirin 또는 Cilostazol로 대체
	플라빅스 Plavix	7–14일	그대로 가능	휴약 불필요	휴약 없이 가능	5–7일 휴약 (Aspirin 또는 Cilostazol로 대체)	5–7일 휴약하고 Aspirin 또는 Cilostazol로 대체
	에피엔트 Efient	14일 이상	–	–	–	–	–
	프레탈 Pletal	3일	그대로 가능	휴약 불필요	휴약 없이 가능	1일 휴약	Aspirin 있으면 1일 휴약, 없으면 계속도 고려
	페르산틴 Persantin	1–2일	그대로 가능	휴약 불필요	휴약 없이 가능	1일 휴약	1일 휴약하고 Aspirin 또는 Cilostazol로 대체도 고려

	고위험수기 3제 병용	작용 부위	작용 유형	혈중 농도 반감기	작용 지속시간	일반명	제조사명	후발 유·무
	3-5일 전에 중지하고 헤파린으로 대체	혈액응고인자	가역	55-133시간(정제) 102-106시간(과립)	3-4일	와파린칼륨 (Warfarin potassium)	에자이	○
	1-2일 전에 중지하고 헤파린으로 대체	트롬빈	가역	13.4시간	1-2일	다비가트란 에텍실레이트 메실산염 (Dabigatran etexilate mesylate)	일본 베링거-인겔하임	×
	–	혈액응고 제Xa인자	가역	4.9시간	1일	에독사반 토실레이트 수화물(Edoxaban tosilate hydrate)	다이이찌산쿄	×
	–	혈액응고 제Xa인자	가역	5.7-12.6시간	1일	리바록사반 (Rivaroxaban)	바이엘약품	×
	–	혈액응고 제Xa인자	가역	6-8시간	1-2일	아픽사반 (Apixaban)	브리스톨-마이어스 스퀴브=화이자	×
	휴약 불필요 또는 Cilostazol로 대체	혈소판 Cyclo-oxygenase	불가역	0.4시간	7-10일	아스피린	바이엘약품	○
	5-7일 휴약	혈소판 ADP 수용체 P2Y12	불가역	1.6시간	10-14일	티클로피딘 염산염 (Ticlopidine hydrochloride)	사노피	○
	5-7일 휴약	혈소판 ADP 수용체 P2Y12	불가역	6.9시간	8-10일	클로피도그렐 황산염(Clopidogrel bisulfate)	사노피	○
	–	혈소판 ADP 수용체 P2Y12	불가역	0.9시간 (3.75mg, 투여 7일째) 4.9시간 (20mg, 투여 1일째)	14일	프라수그렐 염산염 (Prasugrel hydrochloride)	다이이찌산쿄	×
	Aspirin 있으면 1일 휴약, 없으면 계속	혈소판 phospho-diesterase 3	가역	11-13시간	2일	실로스타졸 (Cilostazol)	오츠카제약	○
	1일 휴약	혈소판 phospho-diesterase 5	가역	1.7시간 (서방제 3.11시간)	2일	디피리다몰 (Dipyridamole)	일본 베링거-인겔하임	○

(계속)

표 1. *(계속)* **항혈소판제·항응고제의 휴약기간[일본순환기학회(편): 순환기 질환의 항응고·항혈소판 요법에 관한 가이드라인 2004에서 변형하여 인용]**

의약품 품명		휴약기간의 기준					
		수술		소화관 내시경			
		대수술	발치, 백내장, 소수술	관찰	생검 저위험수기	고위험수기 단제	고위험수기 2제 병용
항혈소판 작용	에파델 Epadel	7–10일	그대로 가능	휴약 불필요	휴약 없이 가능	1일 휴약	1일 휴약하고 Aspirin 또는 Cilostazol로 대체도 고려
	안플라그 Anplag	1–2일	그대로 가능	휴약 불필요	휴약 없이 가능	1일 휴약	1일 휴약하고 Aspirin 또는 Cilostazol로 대체도 고려
	도르너 Dorner	1일	그대로 가능	휴약 불필요	휴약 없이 가능	1일 휴약	1일 휴약하고 Aspirin 또는 Cilostazol로 대체도 고려
	프로사이린 Procylin						
	케어로드 Careload						
	베라수스 Berasus						
	오팔몬 Opalmon	1일	그대로 가능	휴약 불필요	휴약 없이 가능	1일 휴약	1일 휴약하고 Aspirin 또는 Cilostazol로 대체도 고려
	프로레날 Prorenal						
	컴플라빈 Complavin	7–14일	그대로 가능	휴약 불필요	증례에 따라 신중하게 대응	Aspirin은 3–5일, Clopidogrel은 5–7일 휴약 (Aspirin 또는 Cilostazol로 대체)	Clopidogrel은 5–7일 휴약하고, Aspirin 단독 또는 Cilostazol로 대체
	타켈다 Takelda	7–14일	그대로 가능	휴약 불필요	휴약 없이 가능	3–5일 휴약 (휴약 없이 가능)	휴약 불필요 또는 Cilostazol로 대체

고위험수기 3제 병용	작용 부위	작용 유형	혈중 농도 반감기	작용 지속시간	일반명	제조사명	후발 유·무
1일 휴약	혈소판막의 구성 성분	불가역	48-83시간	7-10일	아이코사펜트산 에틸(Ethyl icosapentate)	모치다제약	○
1일 휴약	혈소판 세로토닌 5-HT2 수용체	가역	0.75시간(2.65시간)	1일	사르포그렐레이트 염산염(Sarpogrelate hydrochloride)	타나베미츠비시 제약	○
1일 휴약	혈소판 Prostacyclin 수용체	가역	1.1시간	1일	베라프로스트나트륨(Beraprost sodium)	도레이=아스텔라스제약 카켄제약 도레이=아스텔라스제약 카켄제약	○
1일 휴약	혈소판 Prostacyclin 수용체	가역	0.51시간	1일	리마프로스트 알파덱스(Limaprost Alfadex)	오노약품공업 다이니폰 스미토모제약	○
Clopidogrel은 5-7일 휴약하고, Aspirin 단독 또는 Cilostazol로 대체	Clopidogrel: 혈소판 ADP 수용체 P2Y12 아스피린: 혈소판 cyclo-oxygenase	불가역	Clopidogrel: 0.5시간 Aspirin: 0.4시간	Clopidogrel: 8-10일 Aspirin: 7-10일	클로피도그렐 황산염, 아스피린	사노피	×
휴약 불필요 또는 Cilostazol로 대체	혈소판 cyclo-oxygenase	불가역	1.2시간	7-10일	아스피린, 란소프라졸(Lanso-prazole)	타케다약품공업	×

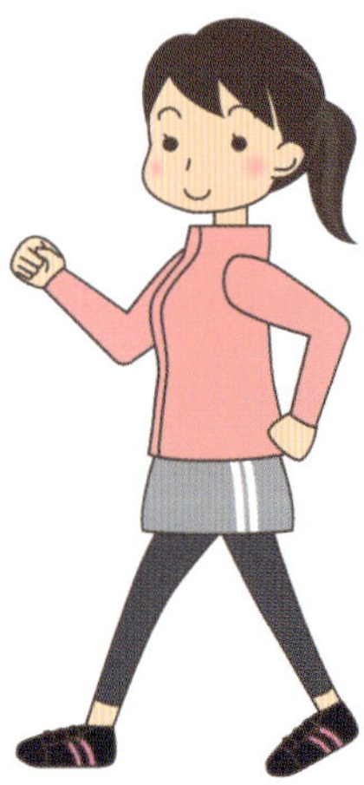

제1장
생활습관병의 기초지식

1 당뇨병

Diabetes mellitus

증례 1

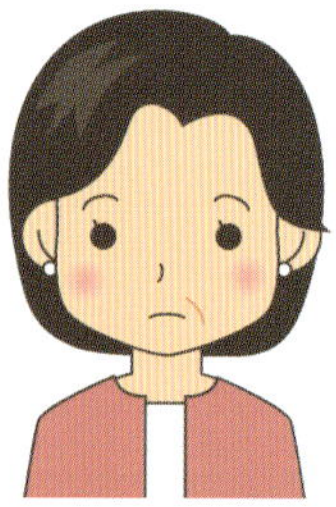

환자: A씨

40세, 여성
회사원

치과의사: 다른 질환이 있으신가요?

A씨 : 네. 당뇨병이라고 해서 3년 전부터 주치의로부터 약을 처방받고 있어요.

치과의사: 가족 중에도 당뇨병 있는 분이 계신가요?

A씨 : 네. 어머니도 당뇨병이 있어서 치료 중이세요.

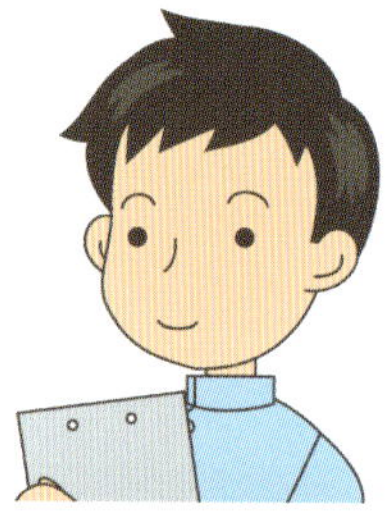

치과의사

주요 검사 결과

공복시 혈당(FPG*)	166mg/dL
HbA1c	7.2%
요당정성시험	3(+)
정량	8.80g/일
단백뇨정성시험	(−)
혈청요소질소(SUN)	16mg/dL
혈청크레아티닌(S−Cr)	0.7mg/dL
추정사구체여과율(eGFR)	70.6mL/min/1.73m^2
혈중1,5AG	12.0g/dL

약제

- 글리코란® 250mg 정: 1일 2회 식후, 28일분

내과의사의

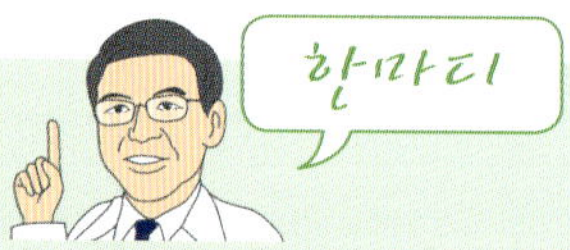

유전적 소인이 있는 2형 당뇨병으로 혈당조절이 불량한 상태이다. 요단백 음성, 신기능 정상으로 뚜렷한 신증(nephropathy)은 없다. 경구 당뇨병약인 메트포르민 염산염(metformin hydrochloride)(글리코란®) 복용 중이다.

* [역주] FPG: fasting plasma glucose

Q & A

1 소변에서 당이 나오면 당뇨병일까?

포도당(glucose)은 신체에 중요한 물질로 신사구체에서 여과된 후 (근위)요세관에서 재흡수되어 체내로 돌아오게 된다. 그러나 고혈당으로 신요세관에서의 재흡수 역치를 넘어 버리면 포도당이 요 중에 비정상적으로 배설된다. 이것이 일반적인 당뇨병의 병태이다(진성당뇨병이라고도 함). 그러나 과식이나 상부 소화관 수술 후에 고혈당이 되어 일과성의 (포도)당뇨가 보이는 일이 있다. 이것은 혈당은 정상 범위이지만, 신요세관에서의 재흡수 역치에 이상이 있기 때문에 요 중에 포도당이 비정상적으로 배설되는 병태이다. 이를 신성 당뇨(renal glycosuria)라고 한다. 따라서 소변에 당이 나왔다고 바로 당뇨병이라고 보기는 어렵다. 일과성 당뇨인지 신성 당뇨인지 감별이 필요하다.

Q & A

2 당뇨병이란?

당뇨병이란 췌장에서 생산되고 분비되어 혈당을 낮추는 유일한 호르몬인 '인슐린'의 작용이 저하된 상태(분비 저하, 인슐린 작용 부족)로서, 고혈당을 비롯하여 여러 대사계의 이상을 일으키는 병이다.

인슐린은 췌장의 랑게르한스섬의 베타(β)세포에서 생산·분비되는데, 그 양과 효과가 부족하면 근육과 지방조직에서 포도당 사용에 장애가 발생한다. 그래서 에너지원으로 탄수화물 대신 지방산과 단백질(아미노산)을 사용하게 되는데, 그 결과 케톤체가 생성되거나 지질이상을 일으키거나 근육 붕괴 등이 일어난다. 따라서 당뇨병은 고혈당으로 인해 전신에 다양한 대사장애를 초래한다. 결국 어떠한 원인(감염, 비만, 유전 등)에 의해서 인슐린의 분비가 저하하거나, 분비가 정상이어도 그 작용이 저하하면 당뇨병이 발병한다.

Q & A

3 신성 당뇨란?

신성 당뇨는 유전성 질환이다. 고혈당을 수반하지 않는 당뇨로서 요당 배설량은 10~100g/일로 광범위하다. 그러나 임신 중에 증가하는 것을 제외하면 각 환자의 요당 배설량은 거의 안정되어 있다. 요당은 글루코스(포도당)로 한정되며 갈락토오스, 과당, 오탄당, 칠탄당, 유당, 사탕(sucrose) 등의 다른 당질은 검출되지 않는다. 요당의 정도는 음식 섭취에 거의 좌우되지 않지만 탄수화물의 섭취량에 따라 다소의 변동이 있다. 일반적으로 하룻밤 금식 후를 포함한 모든 소변검사에서 요당이 검출된다. 탄수화물의 저장 및 사용은 정상이다. 경구 포도당 부하시험, 혈중 인슐린, 유리지방산, HbA1c는 정상이다.

Q&A 4 소아와 성인 당뇨병에 차이는 있을까?

당뇨병은 1형(인슐린 의존형) 당뇨병과 2형(인슐린 비의존형) 당뇨병의 2가지로 분류된다.

1형 당뇨병은 소아에게 흔하며 바이러스 감염이나 자가면역학적 메커니즘에 의해 췌장 랑게르한스섬 베타세포가 장애를 받아 인슐린 분비가 저하되고 이로 인해 당뇨병이 발생하는 것이다. 발병 후 랑게르한스섬 세포에 대한 자가 항체가 형성된다. 1형 당뇨병은 생명 유지를 위해 인슐린 주사가 필수적이기 때문에 인슐린 의존형으로도 불린다.

2형 당뇨병은 우리나라 성인(중년)의 비만 체형인 사람에게 많은 유형으로, 원인은 인슐린 분비량 저하나 인슐린저항성 증대(또는 감수성 저하) 혹은 그 양자로 볼 수 있다. 2형 당뇨병은 '인슐린 비의존형'이라고도 하지만 인슐린 투여(주사)가 전혀 불필요하다고는 보기 어렵고 필요할 수도 있다. 또한 고혈당의 당독성을 해제하기 위해 단기간이나마 인슐린 투여를 할 수 있다. 2형 당뇨병에서는 인종적 차이나 가족 내 발병도 보여 유전적 요인이 강하다고 여겨진다. 앞서 소개한 증례 1에서는 어머니도 당뇨병이다.

비만일수록 지방세포에서의 인슐린저항성이 증대하기 때문에 인슐린이 잘 듣지 않는다. 따라서 유전적 요인과 비만이라는 환경적 요인을 모두 가진 사람일수록 당뇨병이 쉽게 발병한다.

Q&A 5 당뇨병 조절이 잘되고 있다는 지표는?

당뇨병 진단은 그림 1a의 기준에 따라 이루어진다. 혈당치는 채혈한 시점(공복시, 식후)의 혈액 중 글루코스 농도를 나타내고 있다. 증례 1에서는 공복시 혈당(FPG)이 높은 값이었다(기준치: 공복시 70~110mg/dL, 식후 200mg/dL 미만).

당뇨병의 조절이 잘되고 있는지 아닌지를 보는 지표로서 다음과 같은 검사가 있다. 일반적으로 적혈구의 헤모글로빈(Hb)이나 혈중의 알부민이 포도당과 비효소적으로(효소의 작용을 통하지 않고) 결합한 상태를 알려 주는 HbA1c와 당화알부민이 사용되고 있다. 그러나 투석요법 등으로 빈혈이 고도인 경우에는 HbA1c가 낮게 나오기 때문에 당화알부민이 사용되고 있다.

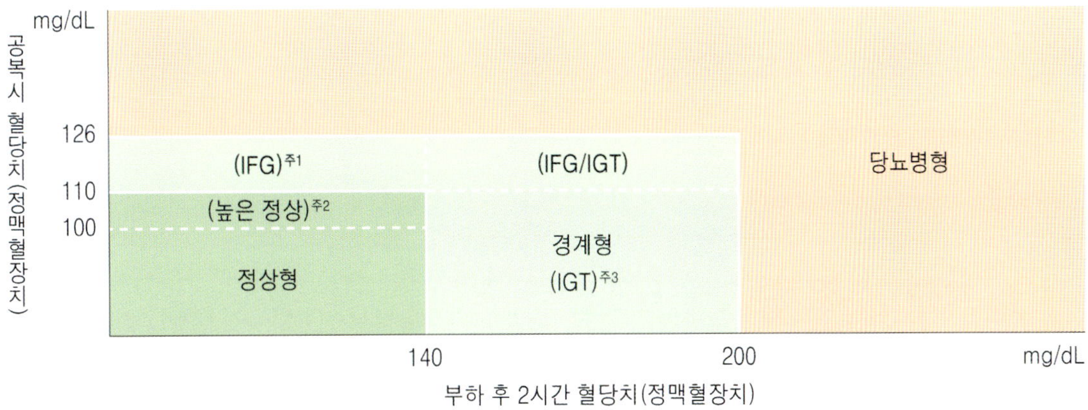

주1: IFG(impaired fasting glucose)는 공복시 혈당치 110~125mg/dL로, 2시간치를 측정할 경우에는 140mg/dL 미만의 군을 나타낸다(WHO). 그러나 ADA(American Diabetes Association)에서는 공복시 혈당치 100~125mg/dL로서 공복시 혈당치만으로 판정하고 있다. 대한당뇨병학회에서는 정상혈당을 100mg/dL 미만, 공복혈당장애(IFG)를 100~125mg/dL로 정의한다.

주2: 공복시 혈당치가 100~109mg/dL는 정상 영역이기는 하지만 '높은 정상'으로 본다. 이 집단은 당뇨병으로의 이행이나 OGTT(oral glucose tolerance test) 시의 내당능장애 정도로 보아 다양한 집단이기 때문에 OGTT를 실시하는 것이 권고된다.

주3: IGT(impaired glucose tolerance)는 WHO의 당뇨병진단기준에 도입된 분류로서 공복시 혈당치 126mg/dL 미만, 75g OGTT 2시간치 140~199mg/dL의 군을 나타낸다.

그림 1a. 공복시 혈당치 및 75g OGTT에 의한 판정 구분[일본당뇨병학회(편): 당뇨병 치료 가이드 2016-2017. 도쿄, 文光堂, 2016에서 변형하여 인용].

1. HbA1c, 당화알부민

HbA1c는 과거 약 2개월간의 혈당 상태(장기간의 혈당조절 지표: 기준치 4.5~6.2%)를, 당화알부민은 과거 1~2주간(비교적 단기간의 혈당조절 지표: 기준치 12.4~16.3%)의 혈당 상태를 판정할 수 있다. 혈당치는 측정 시점의 값이다. 이전에 사용된 요당은 현재 조절 지표로 사용되지 않는다. 사례 1은 당뇨병의 조절이 잘되고 있지 않음을 보여 준다.

2. 1,5-안하이드로-D-글루시톨(1,5-anhydroglucitol; 1,5-AG)

1,5-AG는 포도당과 유사한 구조를 가지는 폴리올(polyol, 다가 알코올)로, 체내에 풍부하게 존재한다. 건강한 사람의 경우 1,5-AG는 신뇨관에서 99.9%가 재흡수되고, 1일 소변 배설량과 경구 섭취량은 거의 균형을 이룬다. 고혈당에서는 소변으로 포도당이 배설됨(요당)에 따라 1,5-AG의 재흡수가 억제되고 소변으로 빠져나가 혈중 농도가 떨어진다(기준치: 14.0g/dL 이상).

Q&A

6 당뇨병의 합병증은?

당뇨병의 합병증으로는 미세혈관증(microvascular disease), 대혈관장애(macroangiopathy), 감염증, 이상지질혈증(고지혈증) 등이 있다. 크고 작은 혈관에 장애가 생기거나(미세혈관증, 대혈관장애) 당뇨병으로 인한 백혈구의 살균능과 세균탐식능이 떨어져 감염증이 생긴다.

미세혈관증으로는 눈 증상(당뇨병성 망막증), 콩팥 증상(당뇨병성 신증), 신경 증상[당뇨병성 신경장애, 증례 3-a(40페이지)]이 있다. 대혈관장애로는 협심증, 심근경색, 사지의 괴사 등이 있다.

Q&A

7 당뇨병 치료약의 특징과 주의점은?

일본당뇨병학회에서 2형 당뇨병의 병태에 맞춘 경구혈당강하제의 투여 방법을 제시하였으며(그림 1b), 많은 약제가 사용될 수 있다.

경구혈당강하제로는 지금까지 베타세포로부터 인슐린 분비를 촉진함으로써 혈당치를 저하시키는 설포닐요소(sulfonylurea)제(SU제)가 2형 당뇨병 환자에게 널리 사용되어 왔다. 그러나 SU제는 췌장에 과도한 부하를 가해 인슐린 분비의 고갈이나 저혈당을 초래하기 쉽기 때문에 최근에는 별로 사용되지 않는다.

메트포르민(metformin)[멜빈®, 글리코란®, 메트글루코®(Metgluco)]도 인슐린저항성을 개선시키는 것으로 재평가되고 있다. 글리코란은 간에서 당 신생을 억제하고 간에서의 인슐린 감수성을 개선하는 작용을 한다(증례 1). 그러나 젖산 산증(lactic acidosis)을 초래할 수 있으므로 주의가 필요하다.

α-글루코시다제 억제제(glucosidase inhibitor)[글루코바이®(Glucobay), 베이슨®(Basen) 등]는 장관에서 이당류를 단당으로 분해하는 이당류가수분해효소(α-글루코시다제)를 저해하고 당류의 소화·흡수를 지연시킴으로써 식후의 과혈당을 개선한다[증례 3-b(41페이지)]. 복용 후 약에 익숙해질 때까지는 방귀가 나오기 쉽기 때문에 외출 시에 곤란한 점이 있다는 얘기도 들린다.

알도스환원효소 억제제(aldose reductase inhibitor)[키네닥®(Kinedak)]는 알도스환원효소를 특이적으로 저해하여 신경 내 소르비톨 축적을 억제함으로써 당뇨병성 신경장애 조기에 효과적이다.

인슐린저항성 개선제[액토스®(Actos) 등], DPP-4 억제제[에쿠아®(Equa), 온글라이자®(Onglyza) 등], SGLT-2 억제제[슈글렛®(Suglat) 등]가 발매되어 병태에 맞춘 약제를 선택할 수 있다(그림 1b).

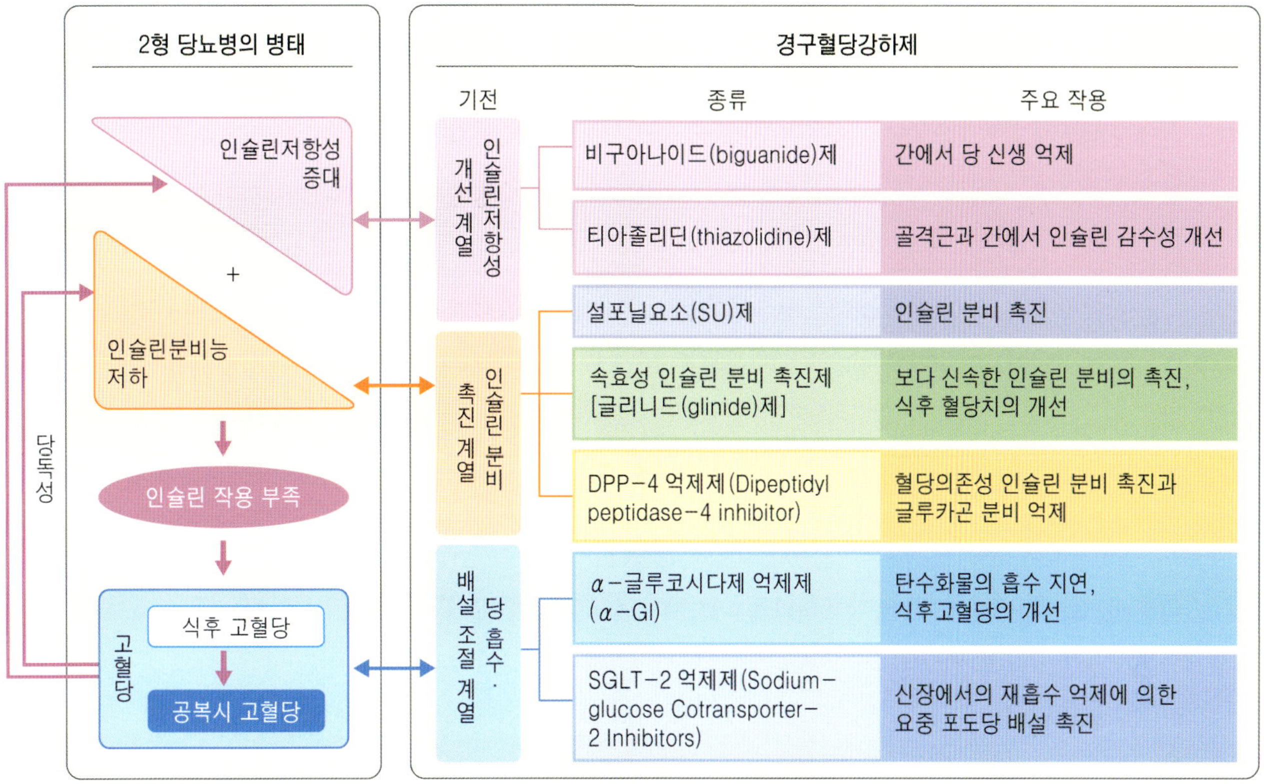

식사, 운동 등의 생활습관 개선과 1종류의 약제 조합으로 효과를 얻을 수 없는 경우, 2종류 이상의 약제 병용을 고려한다. 작용 기전이 다른 약제의 조합은 유효하다고 생각되지만 일부 약제에서는 유효성 및 안전성이 확립되지 않은 조합도 있다. 상세한 내용은 각 약제의 첨부 문서를 참조한다.

그림 1b. 병태에 맞춘 경구혈당강하제의 선택[일본당뇨병학회(편): 당뇨병 치료 가이드 2016-2017. 도쿄, 文光堂, 2016에서 변형하여 인용].

경구혈당강하제 투여에 의해서도 혈당조절이 불충분한 경우에는 2형 당뇨병에서도 체내의 부족한 인슐린을 보충할 목적으로 인슐린을 주사한다. 당뇨병 치료제 투여 환자에게는 지혈당에 대비하여 설탕(sucrose)이 아닌 포도당을 반드시 휴대해야 한다. 이상의 치료를 통해 당뇨병이 잘 조절되고 있는지의 여부는 그림 1c(일본당뇨병학회)에서 제시한 목표에 따라 판단한다(표 1).

Q&A 8 인슐린의 적응과 주의점은?

인슐린요법에는 절대적 적응과 상대적 적응이 있다. 인슐린요법이 꼭 필요하지 않더라도 고혈당의 당독성을 해제하기 위해 단기 인슐린요법이 시행되고 있다. 인슐린에는 초속효형[휴마로그®(Humalog, Insulin lispro 〔유전자재조합〕 주사약: 초속효형)], 속효형, 혼합형/이상성(biphasic), 중간형, 서방형(extended-release preparation)이 있다.

목표	조절 목표치 주4		
	혈당 정상화를 지향할 때의 목표 주1	합병증 예방을 위한 목표 주2	치료 강화가 어려울 때의 목표 주3
HbA1c(%)	6.0 미만	7.0 미만	8.0 미만

치료 목표는 연령, 이병 기간, 장기 장애, 저혈당의 위험성, 지원 제도 등을 고려하여 개별적으로 설정한다.

주1: 적절한 식이요법이나 운동요법만으로 달성 가능한 경우 또는 약물요법 중에 저혈당 등의 부작용 없이 달성 가능한 경우의 목표로 한다.
주2: 합병증 예방의 관점에서 HbA1c의 목표치를 7% 미만으로 한다. 상응하는 혈당치로는 공복시 혈당치 130mg/dL 미만, 식후 2시간 혈당치 180mg/dL 미만을 대략의 기준으로 한다.
주3: 저혈당 등의 부작용, 기타 이유로 치료 강화가 어려운 경우의 목표로 한다.
주4: 모두 성인에 대한 목표치이며 임신부는 제외하는 것으로 한다. 대한당뇨병학회에서는 2형 당뇨병 성인의 혈당조절 목표를 6.5% 미만, 1형 당뇨병 성인의 혈당조절 목표를 7.0% 미만으로 권고한다.

그림 1c. 혈당조절 목표[일본당뇨병학회(편): 당뇨병 치료 가이드 2016-2017. 도쿄, 文光堂, 2016에서 변형하여 인용].

◆ 부작용

저혈당, 부종, 알레르기, 지방조직위축증(lipodystrophy, 지방이영양증: 인슐린 주사에 의한 지방조직의 위축·퇴화), 사용하는 인슐린에 대한 항인슐린항체 생성 등이 있다. 중대 부작용은 저혈당, 아나필락시스(anaphylaxis), 쇼크, 혈관성 부종 등이다. 저혈당 증상, 과민증에는 사용을 금기한다.

Q&A

9 최근 주목받고 자주 사용되는 당뇨병 치료약의 특징과 주의점은?

1. DPP-4 억제제의 약리작용과 부작용(역자 보충 설명)

인크레틴(incretin)은 혈당 상태에 따라 인슐린 분비를 증가시키는 장관 유래 인자라고 정의할 수 있다. 인크레틴의 종류는 대표적으로 GLP-1(glucagon-like peptide-1)과 GIP(glucose-dependent insulinotropic peptide)가 있다. GLP-1은 베타세포에서 glucose-mediated insulin secretion을 증가시켜 혈당이 높은 상태에서는 인슐린 분비가 증가되고, 혈당이 낮은 상태에서는 인슐린 분비를 감소시키는 작용을 한다. 또한 알파(α)세포에서 glucagon 분비를 감소시키고 위배출을 지연시켜 혈당 흡수를 서서히 일으키는 작용을 하며, 베타세포 성장을 촉진하는 효과가 있어 췌장세포를 보호하는 효과도 있다.

식사 후에 장관에서 인크레틴인 GLP-1(glucagon-like peptide-1)이 분비되지만, 그것은 DPP-4(dipeptidyl peptidase-4)에 의해 곧 불활성화되어 버린다. DPP-4 억제제는 그러한 불활

표 1. 당뇨병의 기타 조절 지표

1. 체중

표준체중(kg)=신장(m)×신장(m)×22
BMI(body mass index)=체중(kg)÷신장(m)÷신장(m)

BMI 22 정도가 장수하고 병에 잘 걸리지 않는다는 보고(일본, 미국)가 있다. 상기 표준체중을 목표로 하지만, BMI가 22를 밑돌아도 반드시 적극적으로 체중 증가를 도모하지 않아도 된다.
BMI 25 이상을 비만으로 한다. 비만인 사람은 당분간 현 체중에서 5% 감소를 목표로 한다. 달성 후는 20세 때의 체중이나 개인 체중 변화의 경과, 신체 활동량 등을 참고로 목표 체중을 정한다.

2. 혈압

수축기혈압 130mmHg 미만
확장기혈압 80mmHg 미만

- 대한당뇨병학회에서 권고하는 혈압조절 목표치
  - 당뇨병 환자: 수축기 140mmHg 미만, 확장기 85mmHg 미만
  - 심혈관질환을 동반한 당뇨병 환자: 수축기 130mmHg 미만, 확장기 80mmHg 미만

혈압 측정은 통상적으로 앉은 자세에서 5분 정도 휴식 후 실시한다. 당뇨병성 자율신경장애가 있는 사람에서는 측정 체위(와위, 좌위, 입위)에 따라 혈압이 다르다. 어지럼증 등의 증상이 있는 경우에는 체위에 따른 혈압의 변동 유·무를 반드시 측정한다.
가정 혈압 측정은 고혈압의 진단이나 혈압강하제 효과의 판단에 유용하다. 이 경우 수축기혈압 125mmHg 미만, 확장기혈압 75mmHg 미만을 목표로 하고 아침에는 기상 후 1시간 이내, 배뇨 후, 좌위 1~2분 안정 후, 강압제 복용 전, 아침 식사 전에 그리고 저녁에는 취침 전, 좌위 1~2분의 안정 후 측정한다.

3. 혈청 지질

LDL콜레스테롤	120mg/dL 미만(관상동맥질환이 있는 경우 100mg/dL 미만)
HDL콜레스테롤	40mg/dL 이상
중성지방	150mg/dL 미만(이른 아침 공복시)
non-HDL콜레스테롤※1	150mg/dL 미만(관상동맥질환이 있는 경우 130mg/dL 미만)

- 대한당뇨병학회에서 권고하는 당뇨병 환자의 콜레스테롤 목표치
  - LDL콜레스테롤: 100mg/dL 미만(심혈관질환이 있는 경우 70mg/dL 미만)
  - HDL콜레스테롤: 40mg/dL 초과(남성), 50mg/dL 초과(여성)

4. 합병증을 찾아내기 위한 검사와 지표

안저※, 요중 알부민, 요단백, 크레아티닌, BUN(혈중요소질소), eGFR, 아킬레스건 반사, 진동각(vibration sense), 혈청 지질, 요산, 간기능, 혈구계산(blood count), 흉부 방사선, 심전도, 혈압(입위, 와위) 등

※ 안저검사는 원칙적으로 안과의사에게 의뢰할 것.

※1: 총콜레스테롤 수치에서 HDL콜레스테롤 수치를 뺀 것.

성화 작용을 저지함으로써 혈당의존성 베타세포에서의 인슐린 분비촉진작용과 알파세포에서의 글루카곤 분비억제작용을 한다.

부작용으로는 저혈당이나 간기능장애, 변비, 설사, 혈관부종, 급성 췌장염 등이 있다. 또한 고령자나 중등도 이상의 신기능 장애를 가진 환자는 저혈당을 주의해야 한다.

2. SGLT-2 억제제의 약리작용과 부작용

SGLT(Na-D-gluocose cotransporter)에는 글루코스에 고친화성이고 수송능이 낮은 SGLT-1과 저친화성이고 수송능이 높은 SGLT-2가 있으며, 후자의 발현은 신장에 특이적이다.

신장에서 SGLT-1은 근위요세관의 S3 영역에서, SGLT-2는 S1 영역에서 발현한다. 사구체에서 여과된 글루코스를 S1 영역에서 SGLT-2에 의해 대부분(90% 정도) 재흡수한 후, S3 영역에서 고친화성 SGLT-1에 의해 나머지를 완전히 재흡수하는 것으로 되어 있다(그림 1d). 최근 출시된 SGLT-2 억제제는 신장에서의 재흡수 억제에 의한 요중 포도당 배설촉진작용을 한다.

Q&A

10 저혈당 증상이 나타났을 때 처치는?

저혈당

인슐린 치료나 경구혈당강하제 투여를 받고 있는 사람이 식사를 거르거나 격렬한 운동을 하면 약의 효과가 너무 나타나서 혈당이 저하되는 상태이다.

◆ 저혈당 증세

혈당치 70mg/dL 이하에서는 비정상적인 공복감, 두근거림·떨림 등의 증상이 나타나고, 50mg/dL 이하에서는 중추신경의 기능 저하 증상(무기력, 권태감, 계산력 저하, 식은땀, 안면 창백 등), 30mg/dL 이하에서는 의식소실이나 이상행동, 경련, 혼수가 나타난다. 인슐린 치료 중인 환자에서는 치과 치료 중이나 후의 저혈당에 주의가 필요하다.

◆ 저혈당의 처치

▪ 의식이 없는 경우

50% 포도당 정맥주사 20~50mL, 긴급요법으로 글루카곤*2 1IU(USP), 근육내주사

▪ 의식이 있는 경우

20% 포도당 정맥주사 20~50mL, 속효성 당질식품(글루코스) 경구투여

*2: 췌장 랑게르한스섬 알파세포에서 합성·분비되는 펩타이드 호르몬. 혈당 상승작용이 있다.

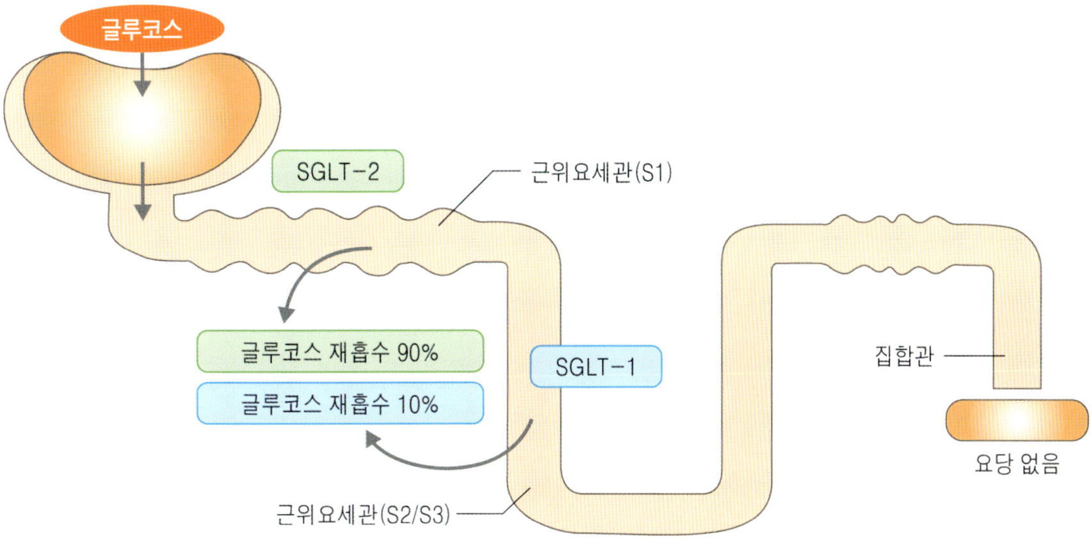

	SGLT-1	SGLT-2
발현 부위	• 주로 소장에 발현 • 일부 신장, 심장에 발현	대부분 신장에 특이적으로 발현
신장 내 발현 부위	근위요세관(S3)	근위요세관(S1)
글루코스 친화성	높음(K_m=0.4mM)	낮음(K_m=2mM)
글루코스 수송능	낮음	높음
신장에서 글루코스 재흡수율	~10%	~90%

그림 1d. 신장 근위요세관에서 SGLT-1과 SGLT-2에 의한 글루코스 재흡수의 비교(Chao EC, et al.: Nat Rev Drug Discov. 9:551-9, 2010. Lee YJ, et al.: Kidney Int. 72:S27-S35, 2007. Abdul-Ghani MA, et al.: Endocr Pract. 14:782-790, 2008에서 변형하여 인용).

Q & A

11 내당능장애는 당뇨병일까?

당뇨병과 당대사 정상과의 경계를 나타내는 경우(당뇨병형에도 정상형에도 속하지 않는 경우)를 내당능장애(IGT, 이른바 경계형 당뇨병)라고 한다(그림 1a). 이 시기의 환자나 건강검진 수검자에게 현 상태에 대해 설명해 주는 것이 당뇨병으로의 진행을 예방하는 데 매우 중요하다.

2 고혈압

Hypertension

증례 2

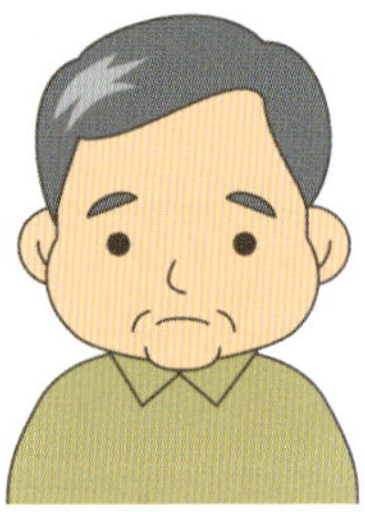

환자: B씨

60세, 남성

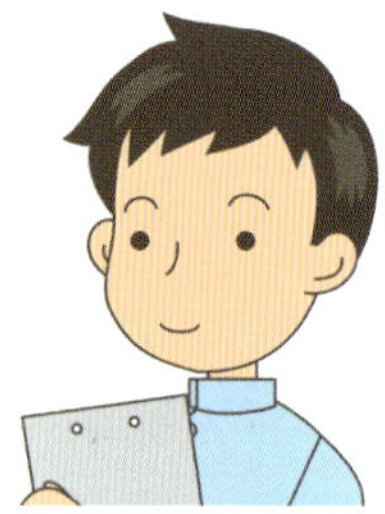

치과의사

치과의사: 다른 질환이 있으신가요?

B씨: 네, 35세쯤부터 살이 찌기 시작했고, 최근에는 주치의에게 고혈압 치료를 받는 중인데 신장기능이 나쁘다고 하네요. 고혈압성 신경화증이었던가? 보다시피 비만이고요.

치과의사: 가족 중에 고혈압 있는 분이 계신가요?

B씨: 네, 아버지도 고혈압이었어요.

치과의사: 그렇군요. 별세하셨나요?

B씨: 네, 뇌졸중으로 62세에 돌아가셨습니다.

현재의 상태

키: 170cm, 몸무게: 82kg, 혈압: 138/82mmHg

※ 표준체중: 63.6kg

약제

- 타나트릴®(Tanatril) 5mg 정: 1일 1회, 식후, 28일분

주요 검사 결과(수년 전 내과 진찰 시)

혈압	168/108mmHg
단백뇨정성시험	(+)
요단백 정량	0.8g/gCr
혈청요소질소(SUN)	24mg/dL
혈청크레아티닌(S-Cr)	1.2mg/dL
추정사구체여과율(eGFR)	49.1mL/min/1.73m^2

내과의사의 한마디

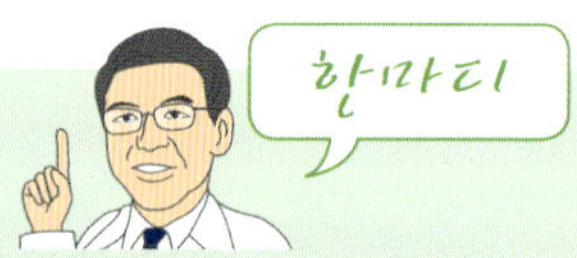

수년 전부터 고혈압으로 주치의에게서 치료를 받고 있었지만, 서서히 단백뇨와 신기능 저하가 나타났다.

ACE 억제제(타나트릴®) 복용 중이며 혈압은 저하되어 안정적이다.

Q&A

1 혈압은 왜 올라갈까? 진단은 어떻게 할까?

혈압은 심박출량과 말초혈관저항의 곱(혈압=심박출량×말초혈관저항)으로 표현된다. 그러므로 혈압은 심박출량의 증가 또는 말초혈관저항의 상승 혹은 이들 양자에 의해 상승한다. 실제로는 심박출량과 말초혈관저항을 조절하는 많은 인자가 노화와 이병 기간 등과 복잡하게 서로 연관되면서 고혈압의 발병과 유지에 관여하고 있다고 생각된다. 심박출량에는 염분(식염) 과잉 섭취에 의한 순환혈액량의 증가가, 말초혈관저항의 상승에는 이상지질혈증·동맥경화에 의한 혈관의 탄력성 저하가 관련되어 있다(그림 2a). 거기에 교감신경계도 관련되어 있다(긴장, 흥분 등).

새로운 판정 기준에서는 초진 후와 2회 이상 내원 시 각각 2회 이상 측정한 평균값에 대하여 수축기혈압이 140mmHg 이상 그리고/또는 확장기혈압이 90mmHg 이상인 경우를 고혈압으로 진단하고 있다. 수축기혈압이 130mmHg 미만, 확장기혈압이 85mmHg 미만인 경우를 정상혈압, 그 중간값인 경우를 정상고치혈압(고혈압전단계, 대한고혈압학회)이라고 한다(표 2a). 일본의 고혈압 환자 수는 약 4,300만 명으로 추정된다(한국의 고혈압 환자 수는 2019년 기준 651만 명, 건강보험심사평가원).

Q&A

2 의사나 간호사가 측정하면 혈압이 높은 것은 백의고혈압일까?

백의고혈압(white coat hypertension)이란 진찰실 혈압이 수축기혈압 140mmHg 그리고/또는 확장기혈압 90mmHg 이상이고, 가정 혈압이 수축기혈압 135mmHg 미만이고 확장기혈압 85mmHg 미만 혹은 24시간 혈압측정검사(ambulatory blood pressure monitoring; ABPM)에서 24시간 평

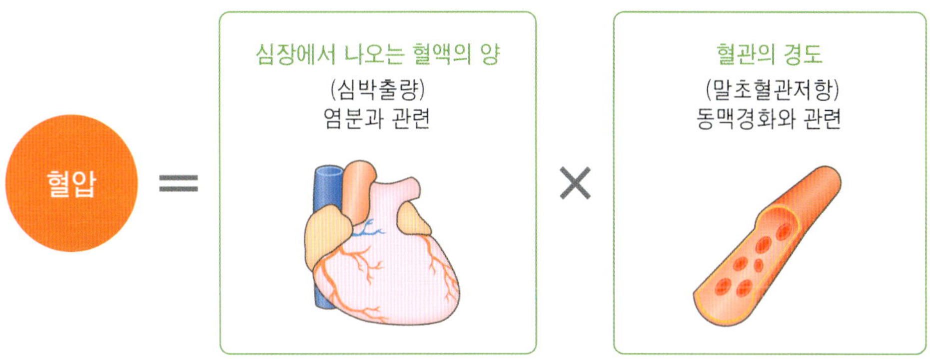

그림 2a. 혈압이란 심장에서 나온 혈액이 혈관벽에 주는 압력을 말한다. 심장에서 나오는 혈액의 양과 혈관의 경도, 자율신경계(교감신경·부교감신경)가 관련되어 있다.

표 2a. 혈압의 분류(일본고혈압학회 고혈압 치료 가이드라인 2014년 판에서 변형하여 인용)

	분류	수축기혈압		확장기혈압
정상 범위 혈압	최적 혈압	<120	그리고	<80
	정상혈압	120–129	그리고/또는	80–84
	정상고치혈압	130–139	그리고/또는	85–89
고혈압	Ⅰ도 고혈압	140–159	그리고/또는	90–99
	Ⅱ도 고혈압	160–179	그리고/또는	100–109
	Ⅲ도 고혈압	≧180	그리고/또는	≧110
	(고립성) 수축기고혈압	≧140	그리고	<90

수축기혈압과 확장기혈압이 다른 분류에 속하는 경우는 높은 쪽의 분류에 포함.

♣ 대한고혈압학회 혈압 분류

정상혈압	수축기 120mmHg 미만	그리고	확장기 80mmHg 미만
주의혈압	수축기 120–129mmHg	그리고	확장기 80mmHg 미만
고혈압전단계	수축기 130–139mmHg	또는	확장기 80–89mmHg
1기 고혈압	수축기 140–159mmHg	또는	확장기 90–99mmHg
2기 고혈압	수축기 160mmHg 이상	또는	확장기 100mmHg 이상
수축기단독고혈압	수축기 140mmHg 이상	그리고	확장기 90mmHg 미만

균 혈압이 수축기혈압 130mmHg 미만이고 확장기혈압 80mmHg 미만인 경우를 말한다(그림 2b).

백의고혈압은 고혈압 환자의 15~30%에서 보이며 노인에서는 그 빈도가 증가하는 것으로 알려져 있다. 의사나 간호사 등 의료진을 만나면 긴장한 탓인지 혈압이 높게 나타난다. 백의고혈압은 장차 고혈압과 당뇨병으로 이행할 위험이 높은 것으로 알려져 있다.

Q&A

3 진찰실에서 측정하는 혈압은 정상이지만 집에서는 혈압이 상당히 높은데, 이것은 가면고혈압일까?

가면고혈압(masked hypertension)이란 진찰실 혈압의 평균이 수축기혈압 140mmHg 미만이고 확장기혈압 90mmHg 미만이며, 가정 혈압 측정이 수축기혈압 135mmHg 이상 그리고/또는 확장기혈압 85mmHg 이상 혹은 ABPM에서의 24시간 평균 혈압이 수축기혈압 130mmHg 이상 그리고/또는 확장기혈압 80mmHg 이상인 경우를 말한다(그림 2c).

가면고혈압에는 조조 고혈압(조조 혈압 135/85mmHg 이상), 야간 고혈압(야간 혈압 120/70mmHg

이상), 주간 고혈압(주간 혈압 135/85mmHg 이상)이 포함된다. 가면고혈압은 정상 범위 혈압의 10~15%에서 나타난다고 알려져 있다. 혈압 140/90mmHg 미만으로 조절되는 강압 치료 중인 고혈압 환자의 약 30%에서 볼 수 있다고 한다.

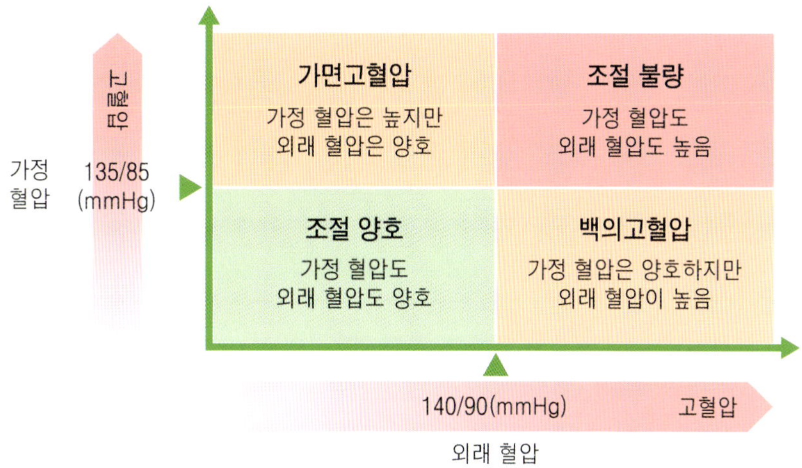

가정 혈압: 시판되고 있는 가정용 혈압계를 이용하여 직접 측정한 혈압
외래 혈압: 병(의)원에서 외래 진찰을 했을 때 의사(간호사)가 측정한 혈압

그림 2b. 가정 혈압과 외래 혈압의 관계. 집에서 혈압 측정을 습관화하며, 가정 혈압이 조절 양호군에 들지 않고 혈압이 135/85mmHg를 초과한 경우는 의사와 상담한다.

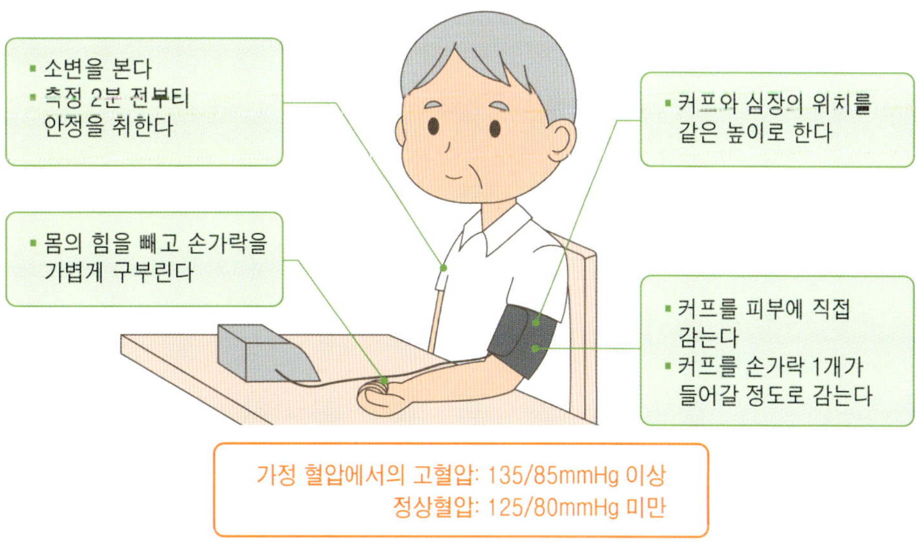

그림 2c. 가정에서 올바른 혈압 측정법. 상완에 커프를 감는 타입의 혈압계를 사용해서 아침-저녁으로 2회, 정해 놓은 시간에 측정한다. 혈압이 안정될 때까지 2~3회 측정해서 평균치 또는 최저치를 기록한다. 조금이라도 혈압이 높은 경우에는 자신의 혈압치 기록을 가지고 의사와 상담한다.

Q&A
4 고혈압은 왜 무서울까?

최적 혈압(수축기혈압 120mmHg 미만 및 확장기혈압 80mmHg 미만)을 넘어 혈압이 높아질수록 심혈관질환이나 뇌졸중, 심근경색, 만성 신장병(CKD) 등의 이환 및 사망 위험이 높아진다고 한다. 일본에서 고혈압으로 인한 사망자 수는 연간 약 10만 명으로 추정되며, 흡연 다음으로 많다. 심혈관질환 사망의 약 50%, 뇌중풍(뇌졸중) 이환의 50% 이상이 최적 혈압을 초과하는 혈압 고치에 기인하는 것으로 추정된다. 혈압지표 중에서 수축기혈압이 심혈관질환 위험을 더 강하게 예측할 수 있다. 또한 다른 위험 인자의 합병으로 심혈관질환의 위험은 더욱 커진다.

고혈압은 '조용한 살인자(silent killer)'로 불리며 많은 표적장기(뇌, 안구, 심장, 대혈관, 신장 등)에 나쁜 영향을 미친다. 뇌혈관장애(뇌출혈, 뇌경색 등)나 협심증, 심근경색, 신경화증(신부전), 대혈관의 괴저 등을 일으키는 것으로 알려져 있다(그림 2d).

Q&A
5 본태성 고혈압, 이차성 고혈압이란?

고혈압은 원인이 분명하지 않은 본태성 고혈압(essential hypertension)과 원인이 분명한 이차성 고혈압(secondary hypertension)으로 나뉜다. 고혈압 환자는 이차성 고혈압일 가능성이 높기 때문에 상세한 병력 청취와 진찰, 적절한 검사가 필요하다.

본태성 고혈압의 진단은 이차성 고혈압을 제외함으로써 이루어지지만, 유전적 요인이나 생활습관 등이 관여하는 것으로 생각된다. 이차성 고혈압의 가능성은 모든 고혈압 환자의 진료에서 염두에 두어야 하며, 시사하는 소견을 놓치지 말고 적절한 검사를 시행하는 것이 중요하다(표 2b).

Q&A
6 이차성 고혈압의 원인은?

이차성 고혈압은 원인에 따라 신성 고혈압, 내분비성 고혈압, 심혈관성 고혈압, 신경성 고혈압 등으로 나뉜다. 즉, 어떤 특정 원인에 의한 고혈압을 이차성 고혈압이라 하는데 원인을 특정할 수 없는 본태성 고혈압과는 병태와 치료 방침이 크게 다르다. 이차성 고혈압은 통상적인 치료로 목표 혈압을 달성하기 어려운 치료 저항성 고혈압인 경우가 많다. 그러나 원인을 찾아서 적절한 치료를 하면 혈압을 효과적으로 내릴 수 있기 때문에 반드시 이차성 고혈압을 의심하고 적절한 진단을 내리는 것이 중요하다.

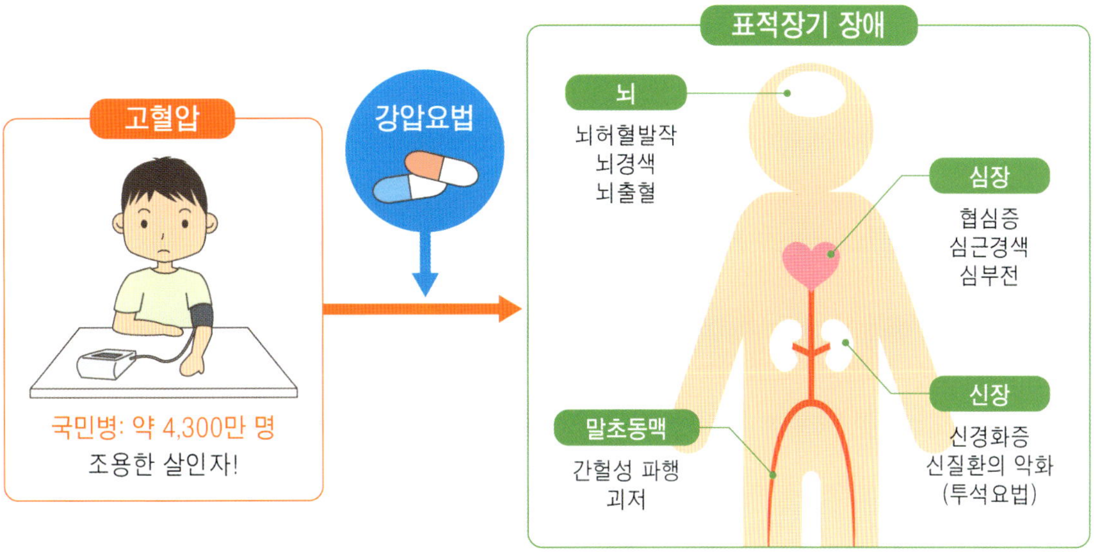

그림 2d. 고혈압은 많은 표적장기에 악영향을 미친다.

표 2b. 이차성 고혈압을 의심할 때

- 젊은이 발병, 특히 가족력이 없는 경우
- 급성 발병 고혈압
- 그동안 양호했던 혈압관리가 어려워졌을 때
- 60세 이상에서 발병한 고혈압, 특히 확장기 고혈압
- 악성 고혈압
- 저칼륨(K)혈증이나 소변검사 소견의 이상을 수반하는 경우
- 혈압치에 비해 장기 장애가 심한 경우
- 레닌·안지오텐신계(RAS) 억제제가 매우 효과적인 경우

이차성 고혈압의 원인으로 비교적 빈도가 높은 것으로 신실실성 고혈압, 원발성 알도스테론증, 신혈관성 고혈압, 수면무호흡증후군(sleep apnea syndrome: SAS) 등을 들 수 있다.

① 신실질성 고혈압: 만성사구체신염(chronic glomerulonephritis)이나 당뇨병성 신증(diabetic nephropathy) 등의 사구체 질환뿐만 아니라 만성 신우신염(chronic pyelonephritis) 등의 요세관·간질성 신질환이나 다발성 낭포신(polycystic kidney) 등도 원인이 된다.

② 만성 신장병(CKD): 50~70% 정도에서 고혈압을 합병하는 것으로 보고되고 있다. 신장기능 저하가 심해지면 고혈압이 나타나는 빈도가 높아진다.

③ 원발성 알도스테론증(primary aldosteronism): 부신에서 분비되는 호르몬 중 하나인 알도스테론의 과잉 분비가 고혈압 발병의 원인이다.

④ 신혈관성 고혈압: 신동맥의 협착에 의한 레닌·안지오텐신·알도스테론(RA)계의 항진이 혈압

상승을 가져온다.

⑤ 수면무호흡증후군: 교감신경계나 RA계의 항진 등 여러 요인이 고혈압을 초래한다.

⑥ 내분비성 고혈압: 갈색세포종은 카테콜라민, 쿠싱증후군은 코르티솔 과다 분비로 고혈압을 일으킨다. 갑상선기능저하증 또는 갑상선기능항진증, 부갑상선기능항진증, 말단거대증도 고혈압의 원인이 된다.

⑦ 혈관성 고혈압: 대동맥염증후군(aortitis syndrome)이나 결절성 다발동맥염(polyarteritis nodosa), 전신성 강피증(systemic scleroderma) 등의 혈관염 증후군이나 대동맥축착증(aortic coarctation), 대동맥판폐쇄부전증(aortic insufficiency) 등을 들 수 있다. 또한 뇌종양이나 뇌혈관장애에서도 고혈압을 보이는 것으로 알려져 있다.

⑧ 그 외 유전성 고혈압이나 약제유발성 고혈압 등이 있다.

Q&A 7 고혈압과 관련된 인자는?

① 비만

② 식염 과다 섭취

③ 흡연

④ 과잉 음주

⑤ 불면, 정신적 스트레스

⑥ 수면무호흡증후군(SAS)

⑦ 기타

Q&A 8 강압제의 종류와 그 투여법은?

생활습관 개선으로 치료 효과가 불충분한 경우에는 약물요법을 시작한다. 현재로서는 비약물요법만으로 허혈성 심질환의 합병을 충분히 억제하지 못하는 상황이어서 약물요법을 빼놓을 수 없다. 강압제의 심혈관병 억제 효과의 대부분은 그 종류보다 강압하는 정도에 따라 규정된다.

주요 강압제는 칼슘통로차단제(CCB), 안지오텐신Ⅱ수용체 차단제(ARB), 안지오텐신전환효소(ACE) 억제제, 이뇨제, β차단제이다. 적극적 적응이나 금기, 합병증의 유·무에 따라 적절한 강압제를 선택한다. 적극적 적응이 없는 경우의 고혈압에 대해 가장 먼저 투여해야 할 강압제(일차 선택약)는 칼슘통로차단제(CCB), ARB, ACE 억제제, 이뇨약 중에서 선택한다. 강압 목표를 달성하기 위해서는 2~3제의 병용이 필요한 경우가 많다. 서로 다른 작용 기전의 강압제 병용은 강압 효과가 높아 강압 목표를 달성하는 데 유용하다. 2제의 병용으로는 RA계 억제제(ACE 억제제 혹은 ARB)+CCB, RA계 억제제+이뇨제, CCB+이뇨제가 권장되고 있다. 배합제(합제)에 의한 제형의 단순화는 투약 지속성(adherence)을 좋게 해서 혈압조절이 잘될 수 있게 한다. 또한 경제적 효과도 높은 것으로 알려져 있다.

강압제는 1일 1회 투여를 원칙으로 하며 24시간에 걸쳐 강압하는 것이 중요하다. 1일 2회 투여가 바람직할 때도 있다. 일반적으로는 완만하게 강압하는 것이 좋다. 특히 노인에서는 급격히 강압해서는 안 된다. 충분한 강압과 단백(알부민)뇨 개선을 위해 고혈압 환자(수축기혈압 140~159mmHg 또는 확장기혈압 90~99mmHg), 정상고치혈압(고혈압전단계) 환자(수축기혈압 130~139mmHg 또는 확장기혈압 85~99mmHg)에서는 강압제(특히 ACE 억제제, ARB)를 투여한다. 국제적으로는 정상혈압 자에게도 요단백 감소 효과를 기대하여 강압제(특히 RA계 억제제)를 사용하고 있지만, 일본에서는 보험진료상 고혈압 환자에게만 투여한다.

Q&A

9 대표적인 강압제는? 그 부작용은?

1. 안지오텐신II수용체 차단제(ARB)

▪ 디오반®(Diovan)[발사르딘(Valsartan) 정: 20, 40, 80, 160mg]

40~80mg을 1일 1회 경구투여한다. 연령, 증상에 따라 적절히 증감하되 1일 160mg까지 증량할 수 있다. 디오반®은 안지오텐신Ⅱ수용체(AT1)에 특이적으로 결합하여 안지오텐신Ⅱ의 생리작용인 혈관수축작용과 체액저류작용, 교감신경 항진작용을 억제한다.

부작용으로는 혈관부종, 간염, 고칼륨(K)혈증 등이 있다. ACE 억제제는 마른기침(dry cough) 부작용이 알려져 있으나, ARB에서는 거의 나타나지 않는다.

▪ 미카르디스®(Micardis)[텔미사르탄(Telmisartan) 정: 20, 40, 80mg]

1일 1회 40mg을 경구투여한다. 첫 회는 20mg부터 시작하여 최대 1일 80mg까지 증량할 수 있다. 담즙배설형으로 장시간 작용형이다. 또 PPAR γ(peroxisome proliferator-activated receptor γ) 활성화 작용에 의한 인슐린저항성 개선 및 항동맥경화작용이 기대되고 있다.

부작용으로 고K혈증, 혈관부종, 쇼크 등이 있으며 임신부와 위독한 간장애 환자에서는 금기이다.

2. ACE 억제제

- **타나트릴®(Tanatril)[이미다프릴(Imidapril) 염산염, 정: 2.5, 5, 10mg]**

0.5~2정, 하루 1회 경구투여한다. ACE 억제제는 브라디키닌의 작용 증강에 의해 마른기침이 많고 지속적이다. 투여 1주일에서 수개월 이내에 나타난다. 신기능 장애가 있는 사람에서는 강압에 따른 일과성 신기능 저하가 나타나는 경우가 있다. S-Cr 2.0mg/dL 이상에서는 소량으로 투여한다. 드물게 혈관성 부종이 보인다.

임신부 또는 임신 가능성이 있는 부인에게는 복용 금기이다. 증례 2에서 사용되고 있다.

3. 직접 레닌억제제(direct renin inhibitor; DRI)

- **라실레즈®(Rasilez)[알리스키렌 푸마르산염(Aliskiren fumarate), 정: 150mg]**

통상적으로 성인에게는 150mg을 1일 1회 경구투여한다. 또한 효과가 불충분한 경우에는 300mg까지 증량할 수 있다. 라실레즈는 직접 레닌억제제로 레닌·안지오텐신계(RAS) 사이클의 시작점인 레닌을 강력하고 선택적으로 억제함으로써 안지오텐시노겐에서 안지오텐신 I 으로의 전환을 차단하고 혈장레닌활성(plasma renin activity; PRA)을 떨어뜨리며 안지오텐신 I 및 안지오텐신 II의 농도를 저하시켜 지속적인 감압 효과를 발휘한다. 인간 레닌 선택적 억제작용과 강압작용을 가진다.

심각한 부작용은 혈관성 부종, 아나필락시스, 고K혈증 등이다. 사용 금기는 과민증, 임산부 또는 임신 가능성이 있는 부인, 이트라코나졸, 시클로스포린을 복용 중인 환자, ACE 억제제 또는 ARB를 투여 중인 당뇨병 환자이다(단, ACE 억제제 또는 ARB를 포함한 다른 강압 치료를 실시해도 혈압조절이 현저히 불량한 환자는 제외).

4. 칼슘통로차단제(CCB)

- **암로딘®(Amlodin)[암로디핀 베실산염(Amlodipine besylate), 정: 2.5, 5, 10mg]**

성인 고혈압에서는 보통 2.5~5mg을 1일 1회 경구투여한다. 또한 증상에 따라 적절히 증감하지만 효과가 불충분한 경우에는 1일 1회 10mg까지 증량할 수 있다. 암로딘®은 세포막의 전위의존성 칼슘 채널에 선택적으로 결합하고 세포 내 Ca^{2+} 유입을 감소시켜 관상혈관이나 말초혈관의 평활근을 이완시킨다. 이러한 Ca 길항작용은 서서히 발현함과 동시에 지속성을 나타내며 심장 억제작용이 약해 혈관 선택성을 보이는 것으로 인정되고 있다.

심각한 부작용은 간기능장애, 혈소판 감소, 백혈구 감소, 방실 차단 등이다. 사용 금기는 임신부 또는 임신 가능성이 있는 부인, 과민증이다.

■ 코니엘®(Coniel)[베니디핀 염산염(Benidipine hydrochloride), 정: 2, 4, 8mg]

1일 1회 2~4mg을 아침 식사 후에 투여한다. 효과가 불충분한 경우 1일 1회 8mg(아침 식사 후, 아침·저녁 식사 후)까지 증량할 수 있다. 코니엘®은 혈관 확장작용으로 장기(뇌, 심장, 신장)로의 혈류가 증가하기 때문에 각종 장기 장애의 합병증이나 고령자에 자주 사용된다. 강압작용은 온화하고 지속성이 있다.

부작용으로 간장애, 안면홍조 등이 있다.

■ 아텔렉®(Atelec)[실니디핀(Cilnidipine), 정: 5, 10, 20mg]

1일 1회 아침 식사 후 5~10mg을 경구투여하고 최대 1일 20mg까지 증량할 수 있다. L형 N형 칼슘 채널을 억제하고 사구체 수출세동맥(efferent glomerular arteriole)을 확장시켜서 항단백뇨 작용과 신기능 장애의 진행을 억제하는 작용이 기대된다.

부작용으로 간장애와 황달, 혈소판 감소 등이 있다. 임산부에게는 사용 금기이다. CCB를 자몽주스와 함께 복약하면 강압작용의 증강(고도 강압)이 일어날 수 있으므로 주의가 필요하다.

5. 이뇨제

■ 플루이트란®(Fluitran)[트리클로르메티아지드(Trichlormethiazide)(thiazide계 이뇨제), 정: 1, 2mg]

통상적으로 성인에게는 1일 2~8mg을 1~2회 분할해서 경구투여한다. 또한 연령, 증상에 따라 적절히 증감한다. 단, 고혈압에 사용하는 경우에는 소량으로 투여를 시작하여 서서히 증량한다. 또한 악성 고혈압에 사용하는 경우에는 보통 다른 강압제와 병용한다. 플루이트란은 이뇨작용과 강압작용을 가지고 있다. 이뇨작용은 원위곡요세관(distal convoluted tubule)의 관강 측에 국소적으로 존재하는 $Na^+ \cdot Cl^-$ 공수송체($Na^+ \cdot Cl^-$ cotransporter)를 억제함으로써 $Na^+ \cdot Cl^-$의 재흡수를 억제하여 소변으로의 배설을 증가시킨다. 이에 따라 물의 배설도 증가한다. 강압제로서의 작용 기전은 명확하지 않지만, 트리클로르메티아지드의 탈염·이뇨 작용에 의해 순환혈액량을 감소시키거나 교감신경 자극에 대한 말초혈관의 감수성을 저하시킴으로써 혈압이 저하되는 것으로 생각된다.

심각한 부작용은 재생불량성빈혈, 저Na혈증, 저K혈증이다. 무뇨, 급성신부전증(급성신장애), 체액 중 Na·K의 명백한 감소, 과민증에서는 사용 금기이다.

▪ 라식스®(Lasix)[푸로세미드(Furosemide)제제(이뇨강압제, 루프 이뇨제), 정제: 10, 20, 40mg, 세립: 4%]

통상적으로 성인에게는 1일 1회 40~80mg(세립 4%에서는 1~2g)을 연일 또는 격일로 경구투여한다. 또한 연령, 증상에 따라 적절히 증감한다. 신기능부전 등의 경우에는 더욱 대량으로 사용하는 일도 있지만 악성 고혈압에 사용하는 경우에는 보통 다른 강압제를 병용한다. 이뇨작용은 신장 혈류량·사구체 여과치를 상승시키는 작용에 의해서, 강압작용은 이뇨에 의한 순환 혈장량 감소, 혈관벽의 Na 함량 감소에 의한 것으로 생각된다.

심각한 부작용은 쇼크와 아나필락시스, 재생불량성빈혈(aplastic anemia), 순수적혈구무형성증(pure red cell aplasia; PRCA), 범혈구감소증(pancytopenia), 수포성 유천포창(bullous pemphigoid), 난청, 독성표피 괴사융해증(toxic epidermal necrolysis) 등이다. 사용 금기는 무뇨, 간성혼수, 체액 중 Na·K의 뚜렷한 감소, 과민증이다.

▪ 알닥톤A®(Aldactone-A)[스피로노락톤(Spironolactone), 세립: 10%, 정: 25, 50mg]

통상적으로 성인 1일 50~100mg을 분할해서 경구투여한다. 또한 연령, 증상에 따라 적절히 증감한다. 단, '원발성 알도스테론증의 진단 및 증상의 개선' 외에는 다른 제제와 병용하는 경우가 많다. 알닥톤A®는 주로 원위요세관의 알도스테론 의존성 Na·K 교환 부위에 작용하며, 알도스테론 길항작용에 의해 Na 및 물의 배설을 촉진하고 K의 배설을 억제한다.

심각한 부작용은 전해질이상(고K혈증, 저Na혈증, 대사성 산증 등), 급성신부전, 독성표피 괴사융해증, 피부점막안증후군(mucocutaneous ocular syndrome) 등이다. 사용 금기는 무뇨 또는 급성신부전, 고K혈증, 애디슨병, Tacrolimus(Protopic®), 에플레레논(eplerenone)(Selara®) 또는 Mitotane(Opeprim®) 복용 중 과민증이다.

고혈압의 합병증

1. 심장질환

고혈압이 수년간 지속되면 좌심실 비대가 일어나서 자칫하면 심부전을 일으킬 수 있다. 고혈압이 있으면 부정맥이나 협심증, 심근경색, 뇌졸중 등의 심혈관계 합병증이 일어나기 쉬워 생명 예후에 악영향을 미친다.

흉부 방사선검사는 초기에는 정상 범위 내에 있는 경우가 많지만, 고혈압이 수년 이상 지속된 증례에서는 대동맥 돌출이나 심장 확대를 볼 수 있다. 심전도에서도 고혈압이 수년 이상 지속된 증례에서는 좌심실 비대 등의 소견을 볼 수 있다.

2. 뇌질환

고혈압성 뇌혈관장애로 일과성 뇌허혈 발작이나 뇌출혈, 뇌경색, 지주막하출혈, 고혈압성 뇌증 등이 있다.

3. 신질환

양성신경화증이 서서히 나타난다. 간혹 신장기능이 빠르게 악화되어 신부전에 이르는 악성신경화증이 있다. 소변은 대부분은 정상이지만 시간이 지나면서 단백뇨를 수반하는 경우가 있다. 신장기능 저하로 인해 혈청요소질소(SUN), 혈청크레아티닌(S-Cr) 및 K의 상승 등이 나타난다.

4. 안저

초기에는 거의 변화가 없지만 진행과 함께 동맥의 협세화(constriction)나 구경부동(caliber variation), 망막혈관교차현상, 출혈 등의 소견이 보인다. 고혈압이 지속되면 출혈과 백반이 나타나고 심지어 유두부종(papilledema)이 나타난다.

MEMO

임신부의 치과 진료에서 주의할 점

1. 치과 질환

임신 중에는 내분비 환경의 변화와 타액 분비의 저하, 구강 내 pH의 저하, 입덧으로 인한 칫솔질의 어려움 등에 의해서 우식이나 치주질환이 악화된다고 여겨지고 있다. '임신 중에는 치과 질환이 진행되기 쉽기 때문에, 우식과 치주질환에 대한 상담과 치과 진료를 받을 것을 권장한다(권장 수준 B: 실시하는 것이 좋음)'라고 되어 있다(일본산과부인과학회, 일본산부인과의회: 산부인과 진료 가이드라인 산과편 2014).

2. 약제 투여

■ **소독약**

포비돈요오드[이소딘(Isodine)액® 등]는 태아의 갑상선 이상이나 갑상선종의 원인이 될 가능성이 있으므로 '장기간에 걸친 광범위한 사용을 피할 것'이라고 되어 있다(첨부 문서).

■ **국소마취제**

최기형성(teratogenicity)은 아마도 없다고 여겨지지만, 첨부 문서상으로는 유익성 투여*1로 되어 있다. 리도카인[자일로카인®(Xylocaine)]의 동물 생식시험에서 태아에 대한 위험성은 부정되었지만 사람에 대한 검토는 이루어지지 않았다.

■ **항균제**

"일본산부인과학회 가이드라인 산과편"에서는 '구체적으로는 아미노글리코시드계, 테트라사이클린계의 사용은 피한다. 페니실린계나 세파로스포린계 항생물질은 안전하게 사용할 수 있지만, 아나필락시스에 주의가 필요하므로 약제과민증에 대해 충분히 문진한 후에 사용한다'라고 되어 있다. 세파클로르(케프랄®) 또는 세프디닐(세프존®)을 사용하는 치과의사가 많은 듯하다.

■ **소염진통제**

모든 약은 '유익성 투여' 또는 '금기'이다. 비스테로이드성 소염제(NSAIDs)는 태아의 동맥관(ductus arteriosus) 수축을 일으킬 수 있어서, 기본적으로 임신 기간을 통틀어 금기로 되어 있다. 비교적 안전하게 사용할 수 있는 것으로는 아세트아미노펜(카로날®)이 있다. "일본산부인과학회 가이드라인 산과편"에도 '진통제로는 임신 중에도 비교적 안전하게 사용할 수 있는 아세트아미노펜이 권장된다'라고 쓰여 있다.

임신고혈압증후군에 사용할 수 있는 강압제

- **중추성교감신경억제제: α-메틸도파 [알도메트®(Aldomet)]**
- **혈관확장제: 히드라라진 [아프레솔린®(Apresoline)]**
- **αβ차단제: 라벨탈롤염산염(Labetalol hydrochloride)[트란데이트®(Trandate)]**
- **Ca길항제: 니페디핀[아달라트®(Adalat)]**

강압 목표와 생활상의 주의

표 2c, 그림 2e 참조

*1: 악영향이 있을지도 모르지만, 그것을 사용하지 않는 것에 의한 단점을 생각하면 사용하는 것이 유익하다고 판단되는 경우의 투여이다.

표 2c. 강압 목표(일본고혈압학회 고혈압 치료 가이드라인 2014년 판에서 변형하여 인용)

연령·병태	진찰실 혈압	가정 혈압
청년, 중년, 전기 고령자 환자	140/90mmHg 미만	135/85mmHg 미만
후기 고령자 환자	150/90mmHg 미만 (내약성이 있으면 140/90mmHg 미만)	145/85mmHg 미만(기준) (내약성이 있으면 135/85mmHg 미만)
당뇨병 환자	130/80mmHg 미만	125/75mmHg 미만
CKD 환자(단백뇨 양성)	130/80mmHg 미만	125/75mmHg 미만(기준)
뇌혈관장애 환자, 관상동맥질환자	140/90mmHg 미만	135/85mmHg 미만(기준)

기준으로 나타낸 진찰실 혈압과 가정 혈압의 목표치 차이는 진찰실 혈압 140/90mmHg, 가정 혈압 135/85mmHg가 고혈압 진단기준이기 때문에 이 둘의 차이를 적용한 것이다.

잠을 충분히 잔다

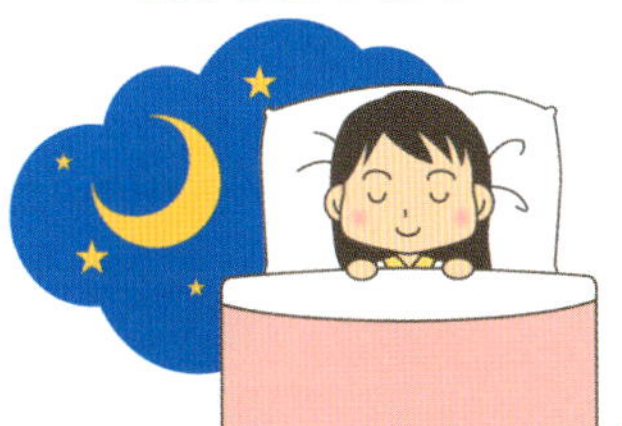

소금을 과하게 섭취하지 않는다

식염은 하루 6g 미만을 목표로 한다. 식품 성분 표시 등의 나트륨(Na)을 식염으로 환산하려면 식염량(g)=Na(mg)×2.54÷1,000이다.

담배를 피우지 않는다

흡연은 일시적으로 혈압을 상승시킨다. 금연하기 위해 노력해야 한다.

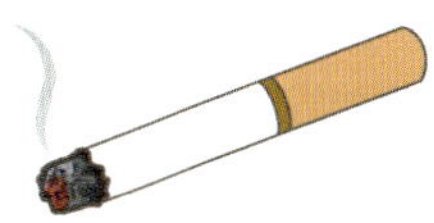

수분을 적당히 섭취한다

기상 후나 목욕 후에는 수분이 부족해서 혈액이 걸쭉해지기 쉬우므로 수분을 섭취한다.

알코올은 적당히

맥주라면 큰 병 1개(633mL), 일본주는 1홉, 위스키는 더블까지로 한다.

비만해지지 않는다

적정 체중 = BMI[체중(kg) ÷ 신장(m) ÷ 신장(m)]가 25를 넘지 않도록 한다.

30분 이상 속보(유산소운동)를 한다

운동은 이른 아침이 아니라 낮이나 저녁 등 따뜻한 시간대에 한다.

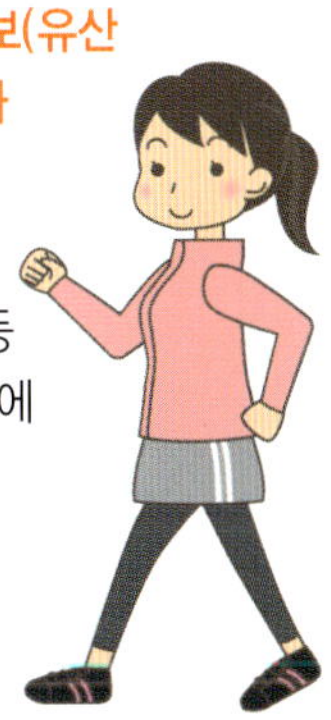

특히 겨울에는 온도차에 주의한다

- 추운 옥외로 갑자기 나가면 혈압의 갑작스러운 상승을 초래하는 원인이 된다. 또 아침에 일어나 침실을 나올 때 등은 상의를 입고 따뜻하게 한 후 행동한다.
- 목욕 시의 물은 38~40℃로 하고 탕 속에 오래 머물지 말며 가슴 위로는 잠기지 않도록 한다.

아침에는 여유롭게 행동한다

조조 고혈압형의 사람은 혈압이 높아지는 것을 막기 위해서 아침에는 여유를 가지고 행동한다.

약은 꼬박꼬박 복용한다

의사가 처방한 약은 정해진 양·시간에 복용한다.

그림 2e. 일상생활 시 주의할 점.

3 만성 신장병

Chronic kidney disease; CKD

증례 3-a

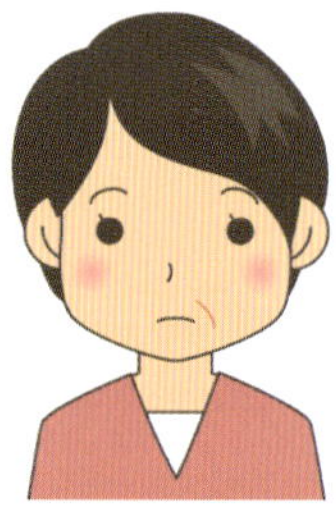

환자: C씨

46세, 여성
회사원

치과의사: 다른 질환이 있으신가요?

C씨 : 네. 당뇨병으로 주치의에게 치료받는 중인데, 합병증으로 신장병과 신경장애가 보인다고 했어요. 실제로 손발이 저려요. 안과 진찰에서는 이상 소견이 없다고 했고요.

치과의사: 가족 중에도 당뇨병 있는 분이 계신가요?

C씨 : 네, 어머니도 당뇨병으로 혈액투석 중이세요.

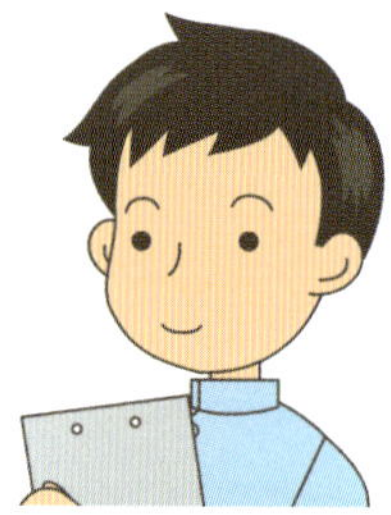

치과의사

주요 검사 결과

공복시 혈당(FPG)	176mg/dL
HbA1c	8.4%
요당정성시험	3(+)
요당 정량	9.80g/일
요단백정성시험	(++)
요단백 정량	1.5g/gCr
혈청요소질소(SUN)	22mg/dL
혈청크레아티닌(S-Cr)	1.5mg/dL
추정사구체여과율(eGFR)	30.7mL/min/1.73m^2

내과의사의 한마디

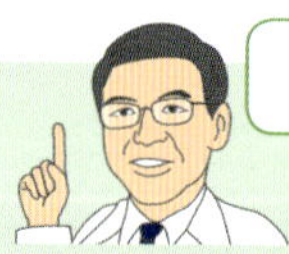

유전적 소인이 있고 어머니가 당뇨병으로 투석 중이다. 혈당조절은 불량하고 단백뇨와 신기능 저하가 있어 당뇨병성 신증으로 진단된다. 손발 저림 등 당뇨병성 신경장애가 나타난다. 식후 과혈당 개선을 위해 α-glucosidase 억제제(글루코바이®)를, 단백뇨 개선을 위해 ARB(미카르디스®)를 복용 중이다.

약제

- 글루코바이®(Glucobay) 100mg 정: 1일 3회, 식사 직전, 28일분
- 미카르디스®(Micardis) 20mg 정: 1일 1회, 식후, 28일분

증례 3-b

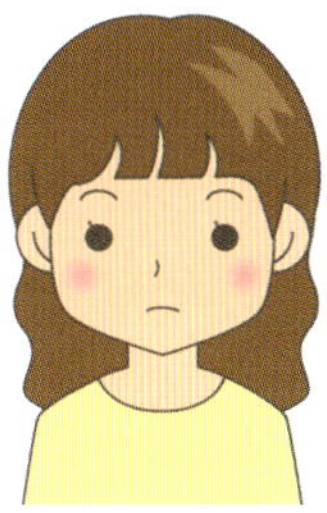

환자: D씨

25세, 여성

치과의사: 다른 질환이 있으신가요?

D씨 : 네. 제가 지금 IgA 신증으로 J대학병원에서 치료 중이에요.

치과의사: 가족 중에도 신장병 있는 분이 계신가요?

D씨 : 아니요. 없습니다.

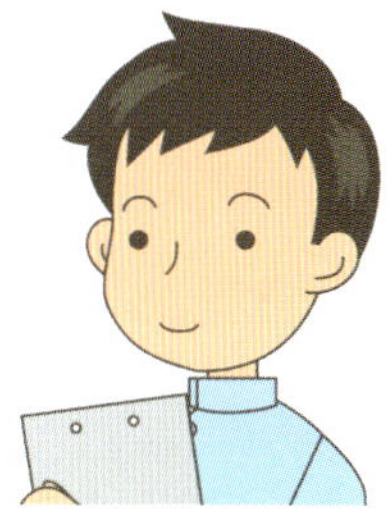

치과의사

주요 검사 결과

요잠혈반응	(+)
요침전적혈구	10–19개/HPF(High-pass filter)
요단백정성시험	(+)
혈청요소질소(SUN)	16mg/dL
혈청크레아티닌(S Cr)	0.7mg/dL
추정사구체여과율(eGFR)	74.1mL/min/1.73m^2
혈청 IgA	345mg/dL
보체 C3	106mg/dL
혈청 IgA/C3 비	3.25

내과의사의 한마디

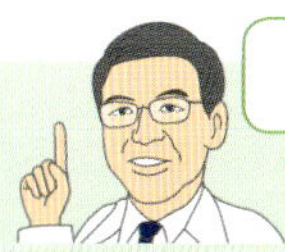

혈뇨, 단백뇨가 있어서 신장생검을 시행하였으며 IgA 신증(IgA nephropathy)으로 진단되었다. 혈청 IgA와 혈청 IgA/C3 비가 높은 값이다. 신장기능은 기준치 이내이다. 항혈소판제를 복용하며 단백뇨는 다소 개선되고 있다.

약제

- 코멜리안®(Comelian)(염산딜라제프, Dilazep hydrochloride) 50mg 정: 하루 3회로 나누어 6정, 식후, 28일분

Q&A

1 만성 신장병은 새로운 질병일까?

최근 만성 신장병(CKD)이 주목받고 있지만 하나의 새로운 질병이 발견된 것은 아니다. 표 3a에 나타낸 기준을 충족하면 원인을 불문하고 CKD로 진단된다. 하나의 질환 개념이다.

① 소변 이상, 영상 이상, 혈액, 병리에서 신장애의 존재가 분명하고, 특히 0.15g/gCr(크레아티닌) 이상의 단백뇨(30mg/gCr 이상의 알부민뇨)의 존재가 중요하다.

② 사구체여과율(glomerular filtration rate; GFR)이 60mL/min/1.73m^2 미만이다.

①, ② 중 어느 하나 또는 양쪽 모두 3개월 이상 지속될 때 만성 신장병으로 진단된다. 최근 GFR은 추정(estimated, e-) GFR값이 사용되고 있다. 따라서 CKD는 기존의 만성 신질환 개념과는 다르다(그림 3a).

표 3a. 새로운 CKD 단계(CGA) 분류

<table>
<tr><th rowspan="2">원인 질환의 기재</th><th colspan="2" rowspan="2">원인 질환</th><th colspan="2" rowspan="2">단백뇨 구분</th><th colspan="3">Albuminuria(A)</th></tr>
<tr><th>A1</th><th>A2</th><th>A3</th></tr>
<tr><td rowspan="4">Cause(C)</td><td colspan="2" rowspan="2">당뇨병</td><td colspan="2" rowspan="2">요알부민 정량(mg/일)
요알부민/Cr 비(mg/gCr)</td><td>정상</td><td>미량
알부민뇨</td><td>현저한
알부민뇨</td></tr>
<tr><td>30 미만</td><td>30-299</td><td>300 이상</td></tr>
<tr><td colspan="2" rowspan="2">고혈압, 신장염, 다발성 낭포신, 이식신, 불명 및 기타</td><td colspan="2" rowspan="2">요단백 정량(g/일)
요단백/Cr 비(g/gCr)</td><td>정상</td><td>경도 단백뇨</td><td>고도 단백뇨</td></tr>
<tr><td>0.15 미만</td><td>0.15-0.49</td><td>0.50 이상</td></tr>
<tr><td rowspan="6">GFR(G)</td><td rowspan="6">GFR 구분
(mL/min/1.73m^2)</td><td>G1</td><td>정상 또는 높은 값</td><td>>90</td><td></td><td></td><td></td></tr>
<tr><td>G2</td><td>정상 또는 경도 저하</td><td>60-89</td><td></td><td></td><td></td></tr>
<tr><td>G3a</td><td>경도-중등도 저하</td><td>45-59</td><td></td><td></td><td></td></tr>
<tr><td>G3b</td><td>중등도-고도 저하</td><td>30-44</td><td></td><td></td><td></td></tr>
<tr><td>G4</td><td>고도 저하</td><td>15-29</td><td></td><td></td><td></td></tr>
<tr><td>G5</td><td>말기신부전(ESKD)</td><td><15</td><td></td><td></td><td></td></tr>
</table>

중증도의 단계는 GFR 구분과 단백뇨 구분을 합하여 평가한다. 중증도는 원인 질환, GFR 구분, 단백뇨 구분을 합하여 다단계로 평가한다. CKD의 중증도는 사망, 말기신부전, 심혈관사망발병 위험을 녹색 단계를 기준으로 노란색, 오렌지색, 빨간색 순으로 단계가 상승할수록 위험은 상승한다[KDIGO CKD guideline 2012를 일본인용으로 변경. 일본신장학회(편): CKD 진료 가이드 2012, 도쿄의학사, 도쿄, 2012에서 변형하여 인용].

Q&A

2 외래 진료에서 신장기능검사 결과는 어떻게 읽을까?

신장기능을 알아보는 검사로서 혈청크레아티닌(creatine)(근육에 존재하는 크레아틴의 최종 대사산물로서 근육량에 영향을 받는 물질; S-Cr), 혈청 시스터틴(cystatin) C(전신의 유핵세포에서 생성되는 폴리펩타이드로 연령이나 성별, 근육량, 운동 등에 영향을 받지 않음)와 그것들을 이용한 추정사구체여과율(estimated GFR; eGFR)이 일반적이다. S-Cr이나 혈청 시스터틴 C의 값이 신장(사구체)기능을 알아보는 데 이용되고 있다. 그러한 값을 이용한 eGFR은 소형 계산기나 조견표로 즉시 값을 구할 수 있으므로 매우 편리하다[일본신장학회(편): CKD 진료 가이드 2012. 도쿄의학사, 도쿄, 2012].

일반적으로 S-Cr값을 이용한 eGFRcr(S-Cr에 의한 eGFR)에 의해 신장기능의 변동을 판단하게 되는데, 몸집이 작은 고령자에서는 근육량이 적고 S-Cr이 낮은 경우가 있어 eGFRcr값이 실제보다 약간 높게 나타나는 경향이 있다. 이러한 경우에는 GFR의 골드 스탠다드인 이눌린청소율(inulin clearance)의 측정이 바람직하다. 이눌린은 사구체에서 100% 걸러져 요세관에서 재흡수도 배설도 되지 않는 물질이므로 이눌린의 클리어런스 값은 진정한 GFR을 나타내는 것으로 GFR의 골드 스탠다드라고 알려져 있다. 하지만 손기술이 다소 번잡하다.

시스터틴 C는 체내 상황의 변화에 영향을 받지 않고 일정하게 생산되며 분자량은 크레아티닌보다 약 100배 크다. 그러므로 혈청 시스터틴 C는 S-Cr이 상승하지 않은 초기 사구체 장애가 의심되는 환자나 근육량이 적은 고령자, 마른 여성, 근육량에 변화가 있는 소아의 신기능 평가에 유용하다. 혈청 시스터틴 C값에서 eGFRcys(혈청 시스터틴 C에 의한 eGFR)를 구하고, eGFRcr과의 비교가 권장된다.

Q&A

3 CKD의 3대 원인 질환은?

CKD로 진단되는 3대 원인 질환으로서 당뇨병, 만성 신염 증후군(일본에서는 IgA 신증이 많음), 고혈압에 의한 신장애(신경화증)가 있다.

1. 당뇨병성 신증이란?

당뇨병성 신증(diabetic nephropathy)은 당뇨병의 만성 합병증 중 하나로 생명 예후를 결정하는 중요한 합병증이다(증례 3-a). 최근에는 말기신부전으로 1년 안에 투석을 도입하는 환자의 약

표 3b. 당뇨병성 신증의 임상 진단 소견

1. 당뇨병 병력: 5년 이상 2. 당뇨병성 망막증이나 당뇨병성 신경장애가 존재함 3. 지속성 알부민뇨·단백뇨의 지속 4. 고도의 혈뇨나 세포성 원주는 보이지 않음 5. 조기에 높은 GFR·신장 종대

43%가 당뇨병성 신증으로, 1998년부터는 1년 안에 투석으로 넘어가는 원인 질환 1위를 차지하고 있다. 그러나 최근에는 치료 효과가 좋아서인지 투석 이행 수가 다소 줄었다.

당뇨병성 신증은 당뇨병의 특유한 미세혈관 장애 중 하나로, 고혈당이 원인임에 틀림없으므로 엄격한 혈당조절이 필요하다. 그러나 당뇨병성 신증의 발병과 진전에는 유전인자가 매우 깊이 관여하고 있다고 생각된다. 당뇨병성 신증의 가족력이 있는 환자는 그렇지 않은 환자보다 당뇨병성 신증에 걸릴 가능성이 높다.

당뇨병 환자는 당뇨병성 신증과 거의 같은 시기에 당뇨병성 망막증이 발병하는 경우가 많기 때문에 안저검사가 필수적이다. 증례 3-a에서는 당뇨병성 망막증은 보이지 않는다. 당뇨병성 신증의 확정진단은 신장생검에 의한 조직 진단에 의하지만, 환자가 고령이어서 진단 후에 신장생검은 실시하지 않았다. 임상적으로는 표 3b와 같은 소견으로 진단이 이루어지고 있다.

2. 만성 신염 증후군이란?

만성 신염 증후군(Chronic nephritic syndrome)은 '(1) 급성사구체신염 발병 후 1년 이상 혈뇨나 단백뇨 등의 이상뇨 소견이나 고혈압이 지속되는 것, (2) 명료한 급성 신염 증상이 없더라도 이상뇨 소견이 1년 이상 지속되는 것. 교원병, 당뇨병, 통풍, 신우신염 등 사구체신염 이외의 질환으로 인해 이상뇨 소견이나 고혈압이 나타나는 것을 제외한다(제외 항목)'라고 임상적으로 정의되고 있다(WHO 분류).

발병하는 방식은 (2)가 많고 회사나 학교의 건강진단이나 보험 가입 시의 소변검사 등에서 우연히 발견되는 기회 혈뇨/기회 단백뇨(chance hematuria/proteinuria)가 대부분이다. 만성 신염 증후군은 '신장생검'이라는 방법으로 신장조직을 채취하고 현미경으로 검사해서 병형의 분류와 그 정도를 진단한다.

일본에서는 신사구체 메산지움(mesangium) 영역에 면역글로불린 A(IgA: IgA1)가 침착하는 면역글로불린 A(IgA) 신증이 매우 많다(그림 3a).

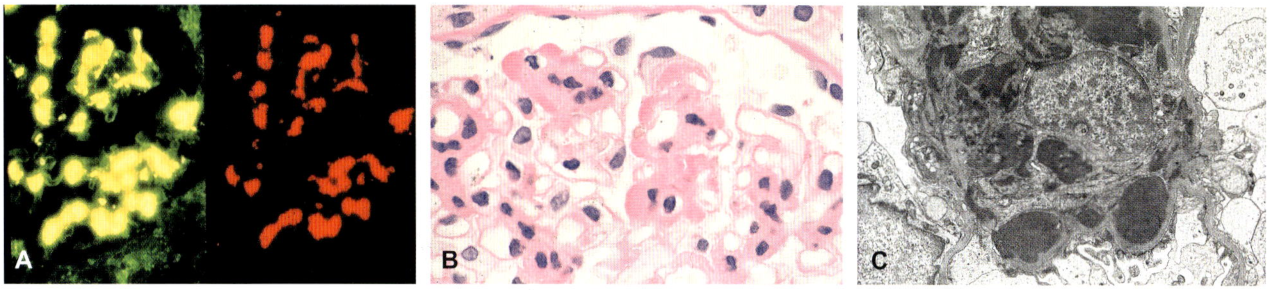

그림 3a. IgA 신증의 신장생검 소견. **A,** 형광항체법. IgA(왼쪽), C3(오른쪽). **B,** 광학현미경사진(PSA 염색). **C,** 전자현미경사진.

◆ IgA 신증은 어떤 병인가?

IgA 신증(IgA nephropathy)은 만성 신염 증후군(혈뇨나 단백뇨, 고혈압을 가지고 있으며 서서히 신기능 장애가 진행되는 신질환군)의 하나이다. 만성 신염 증후군은 원발성(일차성)과 속발성(이차성)으로 나뉘는데, 증례 3-b는 다른 원인 질환이 보이지 않기 때문에 원발성(일차성)이다. IgA 신증은 원발성(일차성)이다.

확정진단은 신장생검에 의하지만 임상적으로는 (1) 현미경적 혈뇨의 요침전적혈구가 5개/HPF 이상(변형적혈구를 나타내는 사구체성 혈뇨는 조직 장애 정도가 고도인 것을 시사함)(그림 3b), (2) 단백뇨가 0.3g/일 이상, (3) 혈액검사에서 혈청 IgA가 315mg/dL 이상, (4) 혈청 IgA/C3 비가 3.01 이상인 것이 특징이다.

이상의 소변검사, 혈액검사 항목 (1)~(4) 중 3~4항목을 만족하는 증례를 신장생검으로 확인한 결과 IgA 신증일 확률이 매우 높았다(JCLA 2003, 17:73-6, JCLA 2008, 22:114-8). 또한 혈청 IgA/C3 비가 높을수록 신장기능의 저하가 현저하다는 것이 밝혀졌다. 증례 3-b에서는 혈청 IgA와 IgA/C3 비는 모두 높은 값이다.

IgA 신증의 진단을 위한 신규 바이오마커(biomarker)로서 ELISA에 의한 혈중 당사슬이상(abnormal glycosylation) IgA1 측정이 가능하다(NDT 2015, 30:1315-1321).

◆ 신장생검의 병리조직학적 진단(확진): IgA 신증

▪ 광학현미경 소견

메산지움 증식성 사구체신염(혈관간세포증식사구체신염, mesangial proliferative glomerulonephritis; MPGN): 메산지움세포(mesangial cell, 혈관사이세포)라는 세포가 증가하면 신장의 사구체에 염증을 일으킨다.

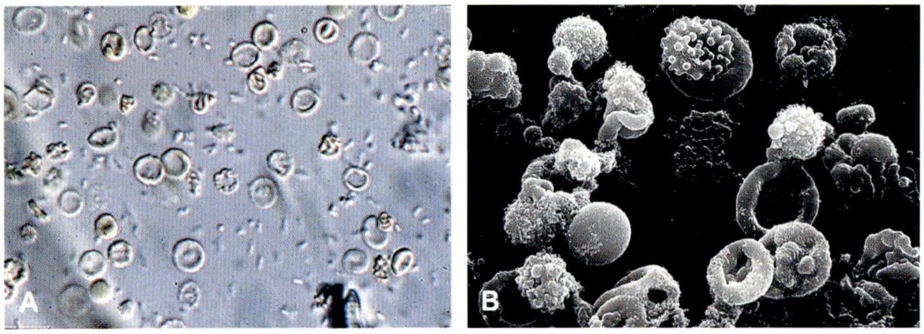

그림 3b. IgA 신증(고도 장애의 예)에서의 요중 변형적혈구(사구체성 혈뇨). **A**, 광학현미경사진. **B**, 주사전자현미경사진.

■ 면역조직학적(형광항체법) 소견

다량체(polymer) IgA(IgA1) 복합물(체)이 사구체 메산지움 영역에 주로 침착하여, 보체 C3를 중심으로 하는 보체의 활성화(alternative pathway, classical pathway, lectin pathway)와 세포 증식을 유도한다. 사구체 고유세포의 증식, 세포외 기질의 증생·확대 및 사구체 외부로부터의 세포침윤(임파구, 대식세포 등)을 볼 수 있다. 고도 장애 사례에서는 사구체 경화와 요세관·간질 병변[요세관 위축, 간질에 임파구나 비만세포(mast cell) 등의 세포침윤, 간질의 섬유화]의 진행이 보인다.

■ 전자현미경적 소견

IgA·C3가 침착하는 부위와 일치하여 고전자밀도의 검은 침착물(electron dense deposits; EDD)을 볼 수 있다. IgA 신증은 후생노동성 진행성 신장애에 관한 조사연구반 IgA 신증 분과회에 의해 진단기준·위험 분류가 제시되었다. 일본과 프랑스의 보고에 의하면 20년이 경과했을 때 약 40%의 환자가 말기신부전(end-stage kidney disease; ESKD)으로 진행한다고 한다.

신장생검의 의의

병리조직학적으로 확정 진단하여 조직 장애의 정도를 보고 치료법을 정할 목적으로 행해진다. 재신장생검은 그때까지 수행된 치료 효과를 판단하는데 이용된다. 임신을 생각하는 경우나 취직 시 직종을 선택하는 등의 사회적 이유로도 행해지고 있다.

IgA 신증의 발병 기전

최근 들어 IgA 신증의 발병 기전이 점차 밝혀지고 있다. IgA 신증에서는 어떠한 물질(상기도나 장관에서의 세균·바이러스·식품 등)의 항원 자극에 의해 혈중에 당사슬이상(갈락토스 결손) IgA1이 증가하고, IgG와 IgA의 복합물(체)을 형성하는 것으로 생각된다(IgA의 서브클래스에는 IgA1 및 IgA2의 2가지가 있음). 이어서 보체의 활성화가 관찰된다. 다량체 IgA 복합물 형성에는 유전인자와 환경인자가 관여하고 있는 것으로 보인다.

IgA 신증의 치료

IgA 신증의 생활습관 및 식이요법은 CKD 진료가이드[일본신장학회(편): 도쿄의학사, 도쿄, 2012], 가족 주치의와 전문의의 연휴를 위한 CKD 진료 텍스트[富野康日己(편): 중외의학사, 도쿄, 2013] 및 증거기반 CKD 진료지침 2013[일본신장학회(편): 도쿄의학사, 도쿄, 2013] 등을 참고로 각 CKD 단계에 따라 지도한다.

MEMO

모든 위험군에 공통되는 비약물 치료지침

위험군별 치료지침은 기존의 교과서를 참고하기 바란다.

A. 생활습관의 개선: 금연, 적정 음주량 지도, 체중관리를 한다.

B. 진찰·검사 항목: 정기적인 혈압 측정 및 신장기능의 평가(S-Cr, eGFR 등)를 포함한 혈액생화학검사, 소변정성시험·침전 검사, 요단백·크레아티닌 정량(단백질/크레아티닌 비), 가능하면 24시간 요검사(축뇨검사)에 의한 1일 단백뇨 배설이나 크레아티닌 제거율을 측정한다.

C. 에너지 섭취량: 연령, 성별, 운동량을 고려해서 25~35kcal/kg표준체중/일을 기준으로 한다. 또한 섭취 에너지를 결정한 후에는 체중변화를 관찰하면서 적정 에너지양이 되고 있는지를 시간 경과에 따라 평가하면서 주기적인 조정을 한다. 비만이 단백뇨의 개선을 늦추는 등의 소견이 인정되고 있기 때문에 체중감량도 중요하다.

약물요법

항혈소판제[디피리다몰(dipyridamole), 염산딜라제프(Dilazep hydrochloride hydrate) 등]

신혈류량 증가작용, 항혈소판작용, 사구체 모세혈관벽의 음성하전(anionic charge)감소 억제작용 등을 가지고 있다. 이 음성하전이 감소하면 같은 음성하전을 가진 알부민이 소변으로 배설된다.

■ **페르산틴-L®(디피리다몰 서방제, 캡슐: 150mg): 2캡슐, 하루 2회 분할 투여**

디피리다몰은 두통을 유발하기 쉬우므로 소량으로 투여한다.

■ **코멜리안®(염산딜라제프, 정: 50mg): 6정, 하루 3회 분할 투여**

증례 3-b에서는 코멜리안®이 투여되고 있다. 치과 발치에서는 휴약하지 않고 계속 투여할 수 있다.

■ **n-3계 지방산(어유, fish oil)**

혈소판응집 억제작용과 혈청 지질 저하작용을 한다. 이상지질혈증[특히 고중성지방혈증(hyper-triglyceridemia)]을 동반한 경우에 투여한다.

■ **에파델®(Epadel)[에틸 이코사펜테이트(Ethyl icosapentate)]: 1.8~2.7g, 하루 3회 분할 투여**

특별한 부작용은 보이지 않지만 심각한 부작용으로 출혈이 있다. 그러나 치과 발치에서는 휴약하지 않고 계속 투여할 수 있다.

안지오텐신변환효소(ACE) 억제제

신사구체 수출세동맥 확장에 따른 요단백 감소작용(신보호작용)이 있다. 단, 이것들은 강압제이므로 일본에서는 정상혈압 자의 IgA 신증에 대한 투여에 보험적용이 되지 않는다.

■ **타나트릴®(Tanatril)[이미다프릴 염산염(Imidapril HCl), 정: 2.5mg]: 0.5~2정, 하루 1회**

안지오텐신II수용체 차단제(ARB)

■ **올메텍®(Olmetec)[올메사르탄(Olmesartan), 정: 10mg]: 1~2정, 하루 1회**

■ **아바프로®(Avapro)[이르베사르탄(Irbesartan), 정: 50mg]: 1~2정, 하루 1회**

야간 고혈압 증례에서는 저녁 식사 후 취침 전 투여도 고려한다. ARB에서는 마른기침의 출현은 적지만 혈관성 부종, 간장애, 고K혈증 등이 나타난다. 임신부 또는 임신 가능성이 있는 부인은 복용 금기이다.

부신피질스테로이드 요법[펄스(pulse)요법 포함]

사구체에 급성활동성 병변을 가진 경우(요단백량이 0.5g/일 이상이며, eGFR이 60mL/min/1.73m^2 이상인 경우)나 신증후군(nephrotic syndrome)을 나타내는 경우에 투약을 고려한다. 단, 만성경화성 병변이 사구체 병변의 주체를 이루는 경우에는 경화 병변을 진행시킬 위험성이 있어 주의를 요한다.

■ **프레드닌®(Predonine)[프레드니솔론(Prednisolone)]: 0.8~1.0mg/kg**

약 2개월 이후 점차 줄이면서 약 6개월간 투여한다.

■ **솔루-메드롤®(Solu-Medrol)[메틸프레드니솔론(Methylprednisolone)]: 1g**

3일간 투여를 격월로 3회 실시하고, 프레드니솔론 격일 0.5mg/kg을 6개월간 투여한다. 부신피질스테로이드의 부작용은 많지만 대량의 스테로이드 요법에서는 결핵이나 폐포자충폐렴(pneumocystis

표 3c. 스테로이드의 부작용(浦部晶夫 외: 금일의 치료약 2018. 남강당, 도쿄, 2018:274에서 변형하여 인용)

특히 주의해야 할 부작용(고빈도 및 중증화)	▪ 감염증(전신성 및 국소)의 유발·악화 ▪ 골다공증·골절, 유아·소아의 발육억제, 골두무균성괴사 ▪ 동맥경화 병변(심근경색, 뇌경색, 동맥류, 혈전증) ▪ 부신기능부전증(adrenal insufficiency), 스테로이드 금단증(steroid withdrawal syndrome) ▪ 소화관 장애(식도·위·장관으로부터의 출혈, 궤양, 천공, 폐색) ▪ 당뇨병의 유발·악화 ▪ 정신신경 장애(정신변조, 우울증, 경련)
기타 주의해야 할 부작용	▪ 생백신※에 의한 발병 ▪ 불활성화 백신의 효과 감소 ▪ 백내장, 녹내장, 시력장애, 실명 ▪ 중심장액성맥락망막병증(central serous chorioretinopathy), 다발성후극부망막색소상피증(multifocal posterior pigment epitheliopathy) ▪ 고혈압, 부종, 울혈성 심부전, 부정맥, 순환성 허탈 ▪ 이상지질혈증 ▪ 저K혈증 ▪ 요로결석, 요중 칼슘 배설 증가 ▪ 근육병(Myopathy), 힘줄 파열, 단절성 관절염(arthritis mutilans) ▪ 췌장염, 간기능장애
높은 빈도의 경증 부작용	▪ 이상지질 침착[중심성 비만, 만월양 안모(moon face), 들소혹 변형(buffalo hump), 안구돌출] ▪ 욕창, 다모증, 피부 선조, 피부 위축, 피하출혈, 발한이상 ▪ 월경이상(주기 이상, 무월경, 과다·과소 월경) ▪ 식욕 항진, 체중 증가, 여러 가지 소화기 증상 ▪ 백혈구 증가
드문 보고 예·인과관계 미상의 부작용	▪ 아나필락시스양 반응, 과민증 ▪ 카포시 육종 ▪ 기관지 천식, 천식 발작 ▪ 쇼크, 심파열, 심정지 ▪ 두개내압 항진, 경막외 지방종

※ 홍역, 풍진, 유행성이하선염, 수두, 로타바이러스, BCG.

pneumounia), B형 간염 등의 기회감염 병발에 충분한 주의가 필요하다(표 3c).

▪ **편도적출 스테로이드 펄스요법(보험적용 외)**

IgA 신증의 치료로서 편도적출+스테로이드 펄스요법의 효과가 보고된 바 있다(NDT. 29:1456–1459). 편도적출 스테로이드 펄스요법은 구개편도를 적출하고 부신피질스테로이드를 단기·대량 투여하는 병용요법으로 단백뇨·혈뇨의 감소 효과가 보고되고 있다. 이러한 치료법에 의해 혈청 IgA값과 혈청 IgA/C3 비는 떨어진다.

그러나 신장기능이 저하되고 불가역적인 신장 병변이 고도로 보이는 경우에는 효과가 약하기 때문에 이른 시기부터 치료를 시작하는 것이 바람직하다. 편도적출 스테로이드 펄스요법은 신장 전문의가 시행하는 것이 바람직하다.

3. 고혈압성 신경화증이란?

고혈압성 신경화증(hypertensive glomerulosclerosis)에는 고혈압의 지속으로 단백뇨나 신기능 저하가 서서히 진행되는 양성신경화증(benign nephrosclerosis)과 신기능이 빠르게 악화되어 말기신부전에 이르는 악성신경화증(malignant nephrosclerosis)이 있다.

최근, 나이가 들수록 양성신경화증이 많아지고 있다. 반면 악성신경화증은 고혈압의 조기 발견과 저염식 계발, 뛰어난 강압제 사용 등으로 감소하고 있다.

Q&A

4 CKD는 왜 무서울까?

임상적으로 CKD의 큰 문제점은 CKD로 정의되는 병태가 말기신부전(end-stage kidney disease; ESKD)으로 진행되어 투석요법이나 신이식을 필요로 한다는 점과 심혈관병(cardiovascular disease; CVD, 예를 들어 협심증이나 심근경색, 뇌졸중 등)이 발생할 수 있다는 점이다. 즉, CKD에서는 심혈관질환으로 사망하는 환자가 많다.

CKD에서 단백뇨가 출현 및 지속되고 고혈압이 발생해서 신부전으로 진행되는 것은 이해할 수 있다. 그러나 혈뇨나 단백뇨의 출현을 보지 않거나 혹은 깨닫지 못하고 신장기능 저하가 일어나는 경우가 많다. 이는 고령화(노화)에 의해 명백해진 현상이다. 따라서 CKD의 악화를 막기 위해서는 혈압의 엄격한 관리와 비만, 이상지질혈증의 개선이 바람직하다.

Q&A

5 CKD의 대표적인 치료제와 그 부작용은?

약물요법에는 앞서 기술한 바와 같이 레닌·안지오텐신계(RAS) 억제제, 항혈소판제, n-3계 지방산, 부신피질 스테로이드, 면역억제제(보험적용 밖) 등이 있다. 환자의 상태에 따라서 여러 가지로 조합하여 사용된다.

◆ 부작용

각각의 약제는 부작용도 나타나므로 주의가 필요하다.

주요 부작용은 변비, 식욕부진, 구역질·구토, 복부팽만 등 소화기 증상이 많다. 위장 수술 후의 환자는 투여에 주의해야 한다. 사용 금기는 소화관에 통과장애가 있어 배설에 지장을 줄 우려가 있는 경우이다.

① RAS 억제제: 혈관부종, 고K혈증, 신기능 저하 등

② 항혈소판제: 출혈 경향, 두통(특히 페르산틴 정), 권태감 등

③ n-3계 지방산(어유): 가벼운 간장애나 출혈, 발진, 구역질·구토 등

④ 부신피질스테로이드: 표 3c 참조

⑤ 면역억제제: 주로 골수 억제, 임산부에 대한 주의

⑥ 요독증 치료제(경구흡착탄소제제): 크레메진®(Kremezin)(만성신부전용: 캡슐, 세립포, 속붕정)

◆ 크레메진®의 작용 및 사용 시 주의사항

크레메진®은 내복에 의해 만성신부전으로 생긴 요독증 독소(uremic toxins: 아미노산의 트립토판에서 변화한 인돌)를 소화관 내에서 흡착하여 변과 함께 배설시킴으로써 요독 증상의 개선과 투석 도입을 지연시키는 효과를 가져오는 약제이다.

인돌은 장관에서 흡수된 후 간에서 황산화되고 인독실황산염(indoxyl sulfate)이 되어 신장 등에 장애를 끼치기 때문에 흡수량이 적은 것이 바람직하다고 생각된다. 적응은 진행성 만성신부전에서 요독 증상의 개선 및 투석 도입 지연이다. S-Cr이 낮은 값(1.5~2.0mg/dL)의 조기 활동성 CKD에서 경구흡착탄소제제를 장기적으로 투여하는 것이 말기신부전에 의한 투석 도입의 지연을 가져온다고 생각된다.

조기 CKD에서는 2g부터 시작해 서서히 증량하는 것도 좋다. 통상적으로 성인에게 1일 6g을 3회로 분할하여 경구투여한다. 다른 병용약도 흡착될 가능성이 있으므로 다른 시간에 복용하는 것이 바람직하다. 마시기 어렵기 때문에 복용 방법을 고안, 오블라트(oblaat)의 사용이나 물을 입에 머금은 후 복용하고 물을 많이 마시는 등할 필요가 있다. 미세한 과립이 치아 사이에 끼어 불쾌한 느낌을 주는 경우가 있어서 속붕정이 출시되었다. 경구흡착탄소제제가 작용하는 트립토판·인돌의 생산을 저하시키기 위해 저단백식의 식사 지도도 중요하다.

Q&A 6 CKD의 약물치료 이외의 일반 요법은?

① 신체의 안정과 함께 심한 운동이나 직업, 심야 근무, 장시간 잔업은 피하고 안정되고 규칙적인 삶에 유의하기

② 보온에 노력하고, 요 소견이나 신장기능에 따라 추운 곳에서의 장시간에 걸친 작업이나 운동

(스키, 스케이트, 수영 등) 제한하기

③ 양치질에 힘쓰기(감기에 대한 대책)

④ 체중·혈압의 관리, 이상지질혈증의 개선에 노력하기

Q&A

7 신기능 저하 시에 주의해야 할 약제와 그 사용법은?

신장 전문의에게 진료를 받고 있는 환자가 통증 등으로 급히 치과에서 진료를 받는 경우가 있다. 이 경우 치과의사가 주의해야 할 약제로 비스테로이드 항염증제와 감염증 치료제가 있다.

1. 비스테로이드 항염증제

비스테로이드성 항염증제(NSAIDs)는 부신피질스테로이드 이외에 항염증 작용을 하는 약물군으로 보통 진통, 해열 작용도 하고 있다. 화학구조에 따라 살리실산(salicylic acid), 아릴초산(arylacetic acid), 프로피온산(propionic acid), 페남산(fenamic acid), 피라졸론(pyrazolone), 옥시캄(oxicam), 비산성(염기성)으로 나뉜다.

비산성은 항류마티스 작용이 거의 없고, 효과는 일반적으로 약하다. 그러나 비산성은 산성 약제에 비해 부작용의 출현이 일반적으로 적다. 역시 신장기능을 저하시킬 위험성이 높아 투여할 때는 충분한 주의가 필요하다. 많은 NSAIDs는 '신장애를 악화시킬 우려가 있으므로 심각한 신장애에는 금기'로 되어 있다. 특히 메페남산(mefenamic acid)(폰탈®)과 피라졸론[설피린®(Sulpyrine), 메틸론®(Metilon)]은 반감기가 길기 때문에 신부전 환자에게는 주의가 필요하다. 신부전 환자에게 이들 약제를 투여할 경우에는 반감기가 짧은 프로피온산[부루펜®(Brufen), 나익산®(Naixan), 록소닌®(Loxonin) 등]이나 아릴초산계[볼타렌®(Voltaren)], 경피흡수제 등을 사용한다. 신부전으로 인한 약물과 그 대사물의 체내 축적, NSAIDs의 사용에 의한 소변량 감소 및 약물 농도 상승이 중요한 문제이다.

일반적으로 사용되는 진통제의 대부분은 간에서 대사되어 배설되지만 신부전 환자에서는 투여량을 감량할 필요가 있다. 중증 신부전 환자에서는 아세틸살리실산(아스피린®, 살리티손®)의 대량 투여는 피해야 하며, 마약계 진통제의 진정 효과는 증강될 수 있다. 오피오이드 진통제인 메페리딘(Meperidine)·페티딘[Pethidine(오피스탄®, 페티딘염산염®)]의 투여는 특히 주의해야 하며, 장기간 투여는 피해야 한다. 이는 신부전 환자에서 주요 대사산물인 노르메페리딘(Normeperidine)이 체내에 축적하여 경련 역치를 저하시킬 가능성이 있기 때문이다(경련을 일으키기 쉬워짐). 투약 전

표 3d. NSAIDs와 다른 약물과의 상호작용(浦部晶夫, 島田和幸: 오늘의 치료약 2018. 南江堂, 도쿄, 2018:295에서 변형하여 인용)

기전	타 약물		NSAIDs	결과
1. 동일한 기전	이뇨제 전반	↔	NSAIDs	신기능 저하
	트리암테렌(Triamterene)	↔	인도메타신	신독성 증강
	칼륨 보존 이뇨제	↔	NSAIDs	고K혈증
	항응고제 전반 스테로이드	↔	NSAIDs	소화관 장애
2. 상반되는 기전	강압제 전반	←	NSAIDs	약효 저하(혈압 상승)
	이뇨제	←	NSAIDs	약효 저하(심부전 악화)
3. 흡수 저해/촉진	알루미늄 제제	→	인도메타신	흡수 저하
	콜레스티라민(Cholestyramine)	→	나프록센 등	
	카페인	→	아스피린	흡수 증가
	메토클로플라미드(Metoclopramide)	→	아스피린 등	
	베이킹소다	→	NSAIDs	
4. 결합단백질	와파린(Warfarin)	←	NSAIDs	약효 증강, 출혈 경향
	페니토인(Phenytoin)	←	NSAIDs	약효 증강, 중독
5. 약물대사/배설	발프로산(Valproic acid)	←	아스피린	대사 저해, 중독
	프로베네시드(Probenecid)	→	NSAIDs	신배설 저하, 독성 증강
	메토트렉세이트※(Methotrexate) 리튬	←	NSAIDs	
	디곡신(Digoxin)	←	NSAIDs	신배설 저하, 디기탈리스(Digitalis) 중독
	아미노글리코시드계 약	←	NSAIDs	신배설 저하, 신기능 저하
	베이킹소다	→	아스피린	신배설 촉진, 약효 저하
6. 기타	항파킨슨병제	←	인노베타신	약효 저하
	노르플록사신(Norfloxacin), 시프로플록사신(Ciprofloxacin) 등	←	플루르비프로펜 (Flurbiprofen) 등	경련

※ 고용량에 특히 주의. 류마티스 관절염의 주 1회 펄스요법은 일반적으로 문제가 없다.
↔: 상호 영향, ○→△: ○에 의한 △의 작용 또는 부작용에 영향.

뿐만 아니라 투약 중에도 검사를 충분히 실시해야 하고 복약 시 충분한 물을 마시고 1일 소변량에 주의해야 한다.

NSAIDs와 다른 약물과의 상호작용도 알려져 있어, 치과 진료에서 NSAIDs를 투여하는 경우에는 문진을 통해 복용약을 주의 깊게 듣는 것이 중요하다(표 3d). 자세한 내용은 신기능 저하 시 약제 투여량을 참조하기 바란다[일본신장학회(편): CKD 진료 가이드 2012. 일본신장병약물치료학회(감), 도쿄의학사, 도쿄, 2012].

◆ 비교적 안전한 약제

① 황산모르핀(MS Contin®)

② 아세트아미노펜(Anhiba®)

③ Aspirin·Dialuminate 배합(Bufferin®)

④ 아스피린(아세틸살리실산)

⑤ 하이드로코티손숙신산나트륨(Solu-Cortef®)

⑥ 프레드니솔론(Predonine®)

⑦ 덱사메타손(Decadron®)

[富野康日己(편): 신기능 저하 환자에 대한 약물사용. 의학서원, 도쿄, 2002]

2. 감염증 치료제

후생노동성 홈페이지(2017년 3월 27일)에 '항미생물약 적정 사용 안내' 제1판 안이 발표되었다.

치아 감염증의 원인균은 주로 연쇄상구균 또는 혐기성균이다. 항균제의 효과 판정은 3일, 투여 기간은 8일 정도가 기준이다. 치아 감염증은 다음과 같이 1~4군으로 분류되며, 각 군별로 경구 항균제의 선택이 표시되어 있다.

1군: 치주조직염

2군: 치관주위염

3군: 악골염

4군: 악골주위염

1, 2군에서 비교적 경미한 치아 감염증이면 페니실린계 항균제가 일차 선택약이다. 페니실린 알레르기에서는 린코마이신계 또는 마크로라이드계를 선택한다. 3, 4군의 중증 감염증에서는 β-lactamase 억제제 배합 페니실린계 항균제가 일차 선택약이 된다.

◆ 항균제

■ 페니실린계 항균제: 아목시실린(Sawacillin®, Pasetocin®, Amolin®)

CCr[*1] >50mL/min: 1회 250mg, 6~8시간마다

CCr 10~50mL/min: 1회 250mg, 8~12시간마다

CCr <10mL/min: 1회 250mg, 24시간마다

투석: 250mg, 하루 1회, 투석 날짜에는 투석 후 복약(투석성 있음[*2])

■ 린코마이신계: 클린다마이신 인산에스테르(CLDM: Dalacin S®)

CCr >50mL/min: 600~2,400mg, 2~4회로 나누어 복용

CCr 10~50mL/min: 신장기능 정상인과 동일

CCr <10mL/min: 신장기능 정상인과 동일

투석: 신장기능 정상인과 동일(투석성 없음[*2])

■ 마크로라이드계: 클래리스로마이신(Clarithromycin)(CAM: Clarith®)

CCr >50mL/min: 400mg, 2회로 나누어 복용

CCr 10~50mL/min: 1회 200mg, 1일 1~2회

CCr <10mL/min: 200mg, 하루 1회

투석: 200mg, 하루 1회(투석성?)

■ β-lactamase 억제제 배합 페니실린계 항균제: Sulbactam sodium·Ampicillin Sodium 배합(SBT/ABPC: Unasyn®)

CCr >50mL/min: 6g, 2회로 나누어 복용

CCr 10~50mL/min: 1.5~3g, 2회로 나누어 복용

CCr <10mL/min: 1.5~3g, 하루 1회

투석: 1.5~3g, 하루 1회, 투석 일은 투석 후에 투여(투석성 있음)

■ 복합 페니실린계 항균제: Ampicillin·Cloxacillin 배합(ABPC/MCIPC: Viccillin®)

CCr >50mL/min: 1.5~4g, 2~4회로 나누어 복용

CCr 10~50mL/min: 1g, 6~12시간마다

CCr <10mL/min: 1g, 12~24시간마다

투석: 1g, 12~24시간마다 투석일은 투석 후에 투여(투석성 있음)

자세한 내용은 신기능 저하 시의 약제 투여량을 참조하기 바란다[일본신장학회(편): CKD 진료 가이드 2012. 일본신장병약물치료학회(감), 도쿄의학사, 도쿄, 2012].

---

*1: 약제의 첨부 문서에는 신장기능의 평가로서 크레아티닌 클리어런스(creatinine clearance; CCr)가 이용되고 있다. 그러나 지금까지의 검토에서 CCr값은 거의 eGFR의 값이라고 생각된다.

*2 [역주]: '투석성이 있다'는 것은 혈액투석에 의해 제거되는 비율(제거율)이 40% 이상인 것을 가리키며, 제거율 40% 이하의 것은 '투석성이 없다'로 표시한다.

MEMO

빈혈이란?

순환 적혈구량이 정상 이하로 감소한 상태를 빈혈(anemia)이라고 한다. 즉, 헤모글로빈(혈색소량: Hb)값, 헤마토크리트(Hct)값, 적혈구 수가 감소한 상태를 말한다. 빈혈의 기준은 헤모글로빈(Hb)값이 남성 13.0g/dL 이하, 여성 12.0g/dL 이하이다. 적혈구 수는 성인 남성에서 400만/μL 이하, 성인 여성에서 350만/μL 이하가 빈혈의 대략적인 기준이다.

빈혈은 다양한 증세를 보인다. 예를 들어, 전신 권태감이나 피로감, 두통, 두근거림, 숨가쁨, 호흡곤란, 이명, 현기증 등이 있다. 그러나 이 모두가 빈혈에 특이한 증상은 아니다. 이러한 증상에는 개인차가 있어 일반적으로 Hb 10g/dL 이상에서는 출현하지 않고 8g/dL 이하로 저하될 때까지는 자각 증상이 나타나지 않는 환자도 많다. 자각 증상은 빈혈이 급속도로 진행된 경우 강하게 나타난다. 고령자에서는 순환 조절기능 저하 때문에 자각 증상이 나타나기 쉽다.

타각 증상의 대표적인 것으로 피부와 점막(특히 안검결막)의 창백화가 있다. 현기증(머리가 흐릿하고 눈앞이 어두워지는 느낌)이나 졸음 경향, 다리에 쥐가 나는 것 등이 있다. 비타민B_{12} 결핍에 의한 악성 빈혈(pernicious anemia)에서는 사지 말단의 지각 이상이나 진동각(vibration sense), 위치각(position sense) 저하 등의 말초신경 증상이나 황색조를 띤 흰머리가 나타난다. 구각염(angular stomatitis)은 철결핍성 빈혈의 특징 중 하나이다.

빈혈에서의 영양·약물 요법의 기본은?

철 부족뿐만 아니라 전신성 알레르기, 단백질의 실조에 의해 발병하는 경우도 많다는 점에 주의한다. 단백질과 철에 관해서는 섭취량이나 혈청 중의 농도를 조사한다. 혈청 페리틴(ferritin)은 체내의 저장 철을 반영하고 있어 잠재적인 철 결핍 상태를 판정하는 데 탁월하다. 철제에는 경구약과 정맥 내 주사약이 있는데 원칙적으로 경구약을 사용한다.

신증후군(nephrotic syndrome)이란?

어떤 질환·원인에 따라 다음의 진단기준(후생노동성 신증후군 조사연구반: 2010년)을 충족한 것을 신증후군(성인)이라고 한다.

① 단백뇨: 1일 3.5g 이상이 지속(수시 소변에서 단백뇨/소변 크레아티닌 비율이 3.5g/gCr 이상의 경우도 이에 준함)

② 저알부민혈증: 혈청알부민값 3.0g/dL 이하. 혈청 총단백량 6.0g/dL 이하도 도움이 됨

③ 부종

④ 이상지질혈증(고LDL 콜레스테롤혈증)

이상의 성인 기준 중 ①과 ②는 필수 조건이다. 이러한 기준을 충족하는 상태나 질환은 모두 신증후군으로 진단된다. 본 증후군을 일으키는 원인에는 여러 가지가 있다(표 3e).

표 3e. 신증후군의 원인 질환별 분류[富野康日己(편): 에센셜 신장내과학. 의치약출판, 도쿄, 2015:94에서 변형하여 인용]

Ⅰ. 선천성 신증후군

a) 선천성 신증후군(협의)
Finnish형, French형

b) 유전성 신염
Alport 증후군, 파브리병(Fabry disease), nail patella 증후군

Ⅱ. 일차성 신증후군(원발성 사구체 질환에서 유래하는 것)

a) 미세변화 신증후군(minimal change nephrotic syndrome; MCNS)

b) 국소분절사구체경화증(focal segmental glomerulosclerosis; FSGS or FGS)

c) 막성신장병증(membranous nephropathy; MN)

d) 사구체신염 신증후군(glomerulonephritic nephrotic syndrome; GNNS)
막성증식성 사구체신염(membranoproliferative glomerulonephritis; MPGN)
초승달사구체신염(crescentic glomerulonephritis; CreGN)
미만성 메산지움 증식성 사구체신염(diffuse mesangial proliferative glomerulonephritis; DPGN)
IgA 신증(IgA nephropathy; IgAN)
급성사구체신염(acute glomerulonephritis; AGN)

Ⅲ. 이차성 신증후군(속발성 사구체 질환에서 유래하는 것)

a) 대사성 질환
당뇨병성 신증, 아밀로이드신증, light chain (경쇄)신증

b) 전신성 질환
전신성 홍반성 루푸스(루푸스신염), 결절성 다발성 동맥주위염[CreGN], 베게너육아종증(Wegener's granulomatosis)[CreGN], 류마티스 관절염[MN or 아미노이드신증], 자반병성 신염[IgAN], 혼합성 한랭 글로불린혈증(cryoglobulinemia)[MPGN], Goodpasture 증후군[CreGN]

c) 악성종양
호지킨병[MCNS], 림프성 백혈병[MCNS], 고형암(폐암, 위암, 대장암)[MN], 다발성 골수종[아밀로이드신증, light chain 신증]

d) 순환장애
수축성 심내막염, 하대동맥 혈전증

e) 약제, 과민반응
수은[MN], 금[MN], 페니실라민[MN], 헤로인[FSGS], 꽃가루, 곤충에 물림, 뱀독, 옻나무

f) 감염증
말라리아[MN], 매독[MN], 세균성 심내막염[MPGN], B형 간염[MN], C형 간염[MPGN], 후천성 면역결핍 증후군(AIDS)[FSGS]

g) 기타
임신고혈압증후군[FSGS], 이식 신장, 간경변[IgAN]

이차성 신증후군의 [ ] 안은 병발하는 빈도가 높은 조직형을 나타낸다.

약물치료

신증후군의 공통된 치료로 부종이 현저한 시기에는 안정 및 와상(누워 있음)을 필요로 하며 루프 이뇨제를 투여한다.

일차성 신증후군 약물요법

부신피질스테로이드의 투여가 기본이며 항혈소판제, 면역억제제, NSAIDs, ACE 억제제, ARB 등을 이용한다.

이차성 신증후군 치료

원인 질환에 대한 근본적인 치료와 신증후군에 공통된 대증적 치료를 한다. 치과 진료 중에는 앞서 말한 약제는 계속 사용하도록 지도하고 부종이 심해지거나 소변에 거품이 일면서 좀처럼 사라지지 않는 경우(요단백이 증가한 상태)에는 주치의에게 진찰을 받도록 권한다.

4 비만

Obesity

증례 4

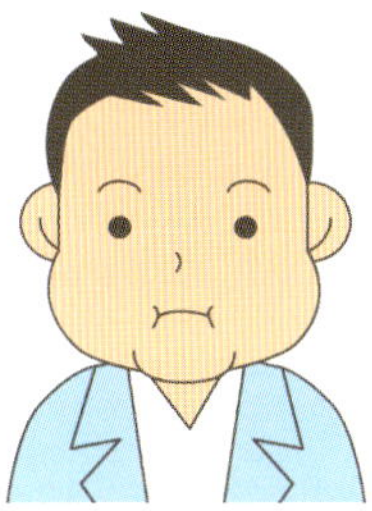

환자: E씨

25세, 남성

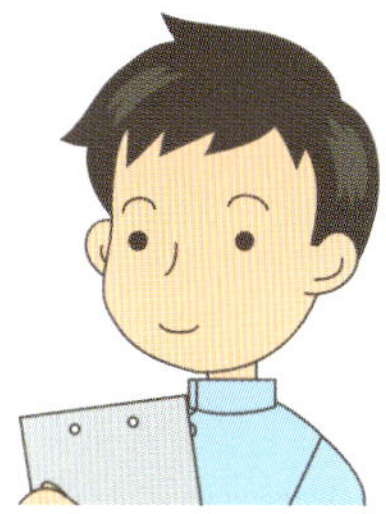

치과의사

치과의사: 다른 질환이 있으신가요?

E씨 : 아뇨, 없는 것 같은데 혈압이 약간 높습니다. 보시다시피 살이 쪘고요.

치과의사: 가족들 중에도 체격 좋은 분이 계신가요?

E씨 : 네. 할아버지도 부모님도 비만이세요.

치과의사: 검사 결과는 가지고 계신가요? 약은 어떤 것을 드시나요?

E씨 : 병원에 가 보지 않아서 검사 결과는 없고, 약도 안 먹고 있어요.

현재의 상태(회사 건강진단 시)

키: 170cm, 체중: 95kg, 혈압: 140/90mmHg

약제

복용하지 않음

내과의사의 한마디

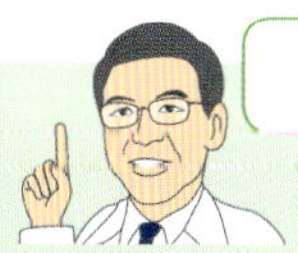

비만과 고혈압이지만 특별한 치료는 하고 있지 않다. 우선 해야 할 일은 영양관리사의 영양 지도이다. 칼로리·식염의 제한과 완만한 체중 감량을 지도해야 한다.

Q & A

1 비만이란?

비만[obesity, BMI=체중(kg)÷〔신장(m)〕^{2}: 25kg/m^2 이상]은 '신체에 지방이 과도하게 축적된 상태'로 정의된다. 비만은 많은 합병증을 병발하기 때문에 생활습관병의 중심이 되고 있다. 비만은 고혈압과 단백뇨 발생의 위험 인자로 대사증후군과 연결되어 있으며, 체중 감량(이상 체중 유지)이 중요한 과제이다.

일본에서는 악성 신생물(암), 심장병, 뇌혈관질환이 3대 사망 원인이지만, 심장병과 뇌혈관질환의 기초가 되는 질환으로 당뇨병이나 고혈압, 이상지질혈증(고지혈증), 고요산혈증이 있다.

Q & A

2 비만의 진단은?

비만의 정도(비만도)를 객관적으로 평가할 수 있는데, 비만도의 지표로서 다음과 같은 방법이 있다.

1. BMI

BMI(body mass index)는 '체중(kg)÷[신장(m)]^2'으로 산출한다. 일본비만학회에 의한 BMI에서 본 비만의 판정 기준을 표 4a에 나타내었다.

표 4a. 일본비만학회의 비만 판정 기준

BMI	판정
BMI<18.5	저체중
18.5≦BMI<25.0	보통 체중
25.0≦BMI<30.0	비만(1도)
30.0≦BMI<35.0	비만(2도)
35.0≦BMI<40.0	비만(3도)
40.0≦BMI	비만(4도)

♣ 대한비만학회 비만 진단기준

분류*	체질량지수(kg/m^2)	허리둘레에 따른 동반 질환의 위험도	
		<90cm(남자), <85cm(여자)	≥90cm(남자), ≥85cm(여자)
저체중	<18.5	낮음	보통
정상체중	18.5–22.9	보통	약간 높음
비만전단계	23–24.9	약간 높음	높음
1단계 비만	25–29.9	높음	매우 높음
2단계 비만	30–34.9	매우 높음	가장 높음
3단계 비만	≥35	가장 높음	가장 높음

* 비만전단계는 과체중 또는 위험체중으로, 3단계 비만은 고도비만으로 부를 수 있다.

2. 표준체중에 의한 방법

표준체중을 설정하고, 비만도(%)=[(실측체중－표준체중)÷표준체중]×100에 의해 비만도를 산출한다. 표준체중을 결정하는 방법에 대해 일본비만학회에서는 유병율이 가장 낮은 체중으로서, BMI=22, 즉 표준체중(kg)=[신장(m)]^2×22를 제창하고 있다. BMI 22를 중심으로, 너무 낮거나 너무 높아도 건강에 좋지 않다고 한다.

Q&A

3 비만의 분류는?

1. 원발성 비만과 이차성 비만

비만의 원인이 될 수 있는 질환이 없고 체질과 과식, 운동 부족으로 인한 것을 원발성 비만(단순성 비만)이라고 한다. 이와 달리 내분비성 비만이나 중추성 비만 등과 같이 비만의 원인이 되는 질환이 있는 것을 이차성 비만(증후성 비만)이라고 한다.

2. 상체 비만과 하체 비만

지방 축적 부위의 차이에 따른 분류로 상체 비만을 남성형 비만, 하체 비만을 여성형 비만이라고도 한다. 상체 비만은 하체 비만보다 합병증의 빈도가 높은 것으로 알려져 있다. 상체 비만의 기준으로서 허리(waist)를 엉덩이(hip)로 나눈 W/H 비가 사용되고 있다. 남성은 1.0 이상, 여성은 0.9 이상이면 상체 비만으로 판정한다.

3. 내장지방형과 피하지방형

지방 축적 부위가 피하지방량이 우위인지 내장(복강내)지방량이 우위인지에 따른 분류이다. CT 검사에 의한 진단법이 정확한데, 복강내 내장지방(visceral fat)과 복벽 피하지방(subcutaneous fat)의 면적비(V/S 비)가 0.4 이상이면 내장지방형 비만으로 한다. 내장지방형에서는 합병증이 많다고 하며, 알부민뇨와 신기능 저하의 주요한 위험 인자이다.

Q&A

4 비만 치료법은?

치료의 기본은 식이요법, 운동요법, 약물요법이다.

1. 식이요법의 기본

◆ 비만의 식이요법에서 유의할 점

① 식생활 정돈

② 빨리 먹지 말고 천천히 씹기

③ 저열량 식품 선택

④ 수분 섭취 방법도 중요

⑤ 보조식품 주의

⑥ 소금은 뜻밖의 함정

⑦ 절주에 유의

◆ 식이요법의 영양기준(1일 섭취량)

① 열량: 25~30kcal/표준체중(kg)

② 단백질: 1.0~1.2g/kg

③ 탄수화물: 100g 이상

④ 지질: 열량 대비 20~25%

⑤ 각종 비타민, 미네랄: 영양 소요량 이상

⑥ 식이섬유: 25g 이상

◆ 초저에너지식(very low calorie diet)

섭취하는 에너지를 극단적으로 줄이는 식사를 초저에너지식이라 부르고 이러한 식이요법을 초저에너지 식이요법 또는 반기아요법(semi starvation diet)이라고 한다.

- 단식요법: 0kcal
- 초저에너지 식이요법: 200~500kcal
- 감식요법: 600~1,800kcal

2. 식이요법 이외의 비약물요법

비약물요법의 하나로 운동요법이 있는데, 이것은 경증의 이상지질혈증에서는 총콜레스테롤(TC)의 약 15%, 중성지방(TG)의 약 20%의 감소 효과가 있으며 HDL콜레스테롤을 상승시키는 데에도

표 4b. 운동에 의한 에너지 소비 기준(일본체육협회 스포츠과학위원회 자료에서 변형하여 인용)

운동의 강도	80kcal 소비당 시간	운동	에너지 소비량 (kcal/kg/min)
Ⅰ. 매우 가벼움	30분 정도	탈것(전철, 버스 입석)	0.0375
		일반 사무	0.0404
		산책	0.0464
		쇼핑	0.0481
		가사(빨래, 청소)	0.0499-0.0587
		가벼운 체조	0.0578
Ⅱ. 가벼움	20분 정도	라디오 체조	0.0552-0.1083
		보행(70m/min)	0.0623
		계단(내려가기)	0.0658
		자전거(평지)	0.0800
		골프(평지)	0.0835
Ⅲ. 중등도	10분 정도	계단(오르기)	0.1349
		가벼운 조깅	0.1384
		테니스(연습)	0.1437
		자전거(오르막길)	0.1472
Ⅳ. 강함	5분 정도	수영(평영)	0.1968
		줄넘기	0.2667
		마라톤	0.2959

유효하다고 한다. 식이요법에 운동요법을 도입함으로써 섭취 에너지의 제한을 완화할 수 있다고 한다(운동요법+식이요법).

표 4b에 운동에 의한 에너지 소비의 기준을 나타내었지만, 고도 비만이나 합병증이 있는 환자는 과도한 운동을 할 수 없는 경우도 있다. 유전적 요소가 강한 가족성 이상지질혈증에서는 식이요법 또는 운동요법만으로는 목표 지질 수준까지의 저하가 어려운 일도 많기 때문에 건강관리의 일환으로서 운동요법을 지도한다. 그러나 고도 비만에서 갑자기 운동을 시작하면 무릎관절과 고관절에 과도한 부하가 걸려 통증의 원인이 되기도 하고 심장에 부담도 크다.

3. 약물요법

■ **사노렉스®(Sanorex)[마진돌(Mazindol), 정: 0.5mg]**

1일 1회 0.5mg, 점심 식사 전(1일 최고 1.5mg까지 2~3회 식전에 분복할 수 있지만 가능한 한 최소량으로 할 것). 1개월 이내에 효과가 없으면 투여를 중지한다. 고도 비만증(비만도 70% 이상 또는 BMI 35 이상)에서는 식이요법과 운동요법의 보조로 사용한다. 식욕중추에 직접 작용하거나 신경종말의 노르에피네프린, 도파민, 세로토닌을 통하여 식이 억제작용을 한다. 그러나 의존성과 폐동맥고혈압이 심각한 부작용이므로 내분비전문의의 감독하에 투여한다.

4. 체중감소 수술

고도 비만에 대하여 위를 줄이는 외과적 수술이 이루어지고 있다. 대상 환자는 BMI가 30 이상이며 비만으로 인한 합병증이 있는 사람이다. 외과적 수술은 체중감소 외에 당뇨병, 수면무호흡증후군(SAS)에도 효과적이라고 알려져 있다. 개복수술과 복강경수술로 이행되고 있다.

Q & A

5 대사증후군이란?

대사증후군(metabolic syndrome)은 내장지방의 축적으로 인해 혈당을 저하시키는 유일한 호르몬인 인슐린의 작용이 저하되어(인슐린저항성[*1]), 당대사이상(내당능장애: 당뇨병 전단계, 당뇨병), 지질대사이상(고트리글리세라이드 혈증, 저HDL 콜레스테롤혈증), 고혈압 등의 동맥경화 위험인자가 출현하는 상태를 말한다. 대사증후군의 진단기준을 서장 그림 3(7페이지)에 나타내었다.

지금까지 증후군X, 죽음의 사중주, 인슐린저항성 증후군, 내장지방증후군, 다중 위험 인자 증후군 등으로 불러 왔지만, 현재는 혼란을 피하는 의미에서 대사증후군으로 통일하고 있다.

대사증후군의 진단은 내장지방의 축적(허리둘레의 증가)이 필수 조건이며 그것에 지질대사이상, 고혈압, 고혈당의 3항목 중 2항목 이상 충족되어야 한다. 대사증후군은 CKD의 원인이기도 하고 대사증후군의 구성인자 수가 많을수록 CKD 합병률이 증가한다고 한다. 대사증후군에서는 협심증이나 심근경색과 같은 허혈성 심장질환의 위험도가 증가한다.

---

*1: 인슐린(췌장의 베타세포에서 생산·분비되는 호르몬)의 과잉 분비에 의해 체내에 그에 대한 저항성이 생겨서 인슐린의 효과를 발휘하기 어려운 상태를 말한다.

Q&A

6 비만의 합병증에는 어떤 것이 있을까?

▪ 당뇨병

비만과 당뇨병은 밀접한 관계가 있다.

▪ 이상지질혈증

비만자는 혈청 총콜레스테롤(TC)·중성지방(TG)의 증가, HDL콜레스테롤의 저하가 확인된다. 지질이상은 동맥경화를 촉진하고 고혈압이나 심장질환과의 관련 때문에 비만자에게 중요한 합병증이다. 내장지방의 축적(내장지방형 비만)은 지질대사이상과 관련이 깊다.

▪ 고요산혈증

혈청 요산치는 BMI와 양의 상관관계를 보이고 비만자일수록 혈청 요산치가 높게 나타난다. 비만자는 과식에 따라 퓨린체 섭취량도 많아서 체내에서 요산이 과잉 생산된 결과 고요산혈증을 일으키는 것으로 생각된다. 최근 고요산혈증에 의한 혈관내피세포의 장애가 주목받고 있다.

▪ 고혈압

이전부터 비만자는 고혈압의 합병 빈도가 높고 고혈압 환자는 비만이 많은 것으로 보고되어 있다. 또한 비만 고혈압 환자는 체중 감량에 따라 혈압이 저하되는 것이 분명하기 때문에 양자 간에 관련성이 강하다.

▪ 허혈성 심질환

비만은 관상동맥질환의 위험 인자 중 하나이며 비만에 고혈압, 내당능장애, 고TG혈증을 합병하면 관상동맥질환의 위험률이 높아진다. 또한 비만자는 심부전이 발병할 위험성이 높다고 한다.

▪ 기타 합병증

지방간, 담석증이 있다. 고도의 비만자에서는 호흡장애(폐포저환기)가 나타날 수 있는데, 이것을 '피크위크증후군(Pickwickian syndrome)'이라고 한다. 이것은 고도의 비만에 졸음, 주기성 호흡, 청색증, 근육 경련, 이차성 다혈증, 우심부전을 동반하는 질환이다.

MEMO

Sarcopenia(근감소증)이란?

Sarcopenia는 그리스어로 고기를 뜻하는 sarx(sarco)와 상실을 뜻하는 penia를 조합한 '근육의 상실'이라는 신조어이다. 70대의 골격근 면적은 20대와 비교하면 일반적으로 20~30% 감소하고 근력도 30~40% 감소한다고 알려져 있다. 근력 저하는 운동량 저하를 일으키고 운동량 저하는 근력을 더욱 저하시키는 악순환(vicious cycle)이 생겨서 자립 장애의 위험이 높아진다.

로코모티브신드롬(locomotive syndrome, 운동기능저하증후군)이란?

로코모티브신드롬은 일본정형외과학회를 중심으로 제창되었으며, 운동기(손발이나 허리)의 문제로 인해 개호의 필요성이 높아진 상태라고 정의되고 있다.

노쇠(frailty)란?

노쇠는 해외의 노년의학 분야에서 사용되고 있는 'frailty'를 번역한 '허약'이나 '취약'이라는 의미이다.

후생노동성 연구반의 보고에서는 '나이가 들면서 심신의 활력(운동기능이나 인지기능 등)이 저하되고 복수의 만성 질환의 병발에 의한 영향으로 생활 기능이 장애를 받아 심신이 취약한 상태이며, 한편으로는 적절한 개입과 지원에 의해 생활 기능의 유지와 향상이 가능한 상태'라고 되어 있다. 따라서 건강한 상태와 일상생활에서 지원이 필요한 개호 상태의 중간을 의미한다(8페이지 참조).

Q&A

7 왜 고지혈증이 이상지질혈증이라는 명칭으로 바뀌었을까?

지금까지 사용되고 있던 고지혈증(hyperlipidemia)은 혈청 지질을 구성하는 콜레스테롤, 중성지방, 인지질, 유리지방산 중 콜레스테롤과 중성지방 중 어느 것 또는 양쪽 모두 증가한 상태를 의미하였다.

"동맥경화성 질환 예방 가이드라인 2007년 판"(일본동맥경화학회)에서 HDL콜레스테롤이 낮은 경우도 추가하여 이상지질혈증(dyslipidemia)이라고 명명하였다. 고LDL 콜레스테롤혈증과 저HDL 콜레스테롤혈증은 협심증이나 심근경색과 같은 관상동맥질환의 위험 인자인 것으로 나타났다. 이로 인해 혈청 콜레스테롤의 증가(양)뿐만 아니라 콜레스테롤의 질에 눈을 돌림으로써 고지혈증을 이상지질혈증이라고 변경하여 사용하고 있다.

이상지질혈증은 가족성 또는 특발성으로 발생하는 원발성 이상지질혈증과 기초 질환(당뇨병, 갑상선기능저하증, 신증후군 등)에 수반하여 일어나는 속발성 이상지질혈증으로 나뉜다. 많은 이상지질혈증의 원인은 분명하지 않지만 식생활이나 운동 부족, 유전적 요인이 관여하는 것으로 생각되고 있다.

◆ 이상지질혈증의 진단

공복시[*2] 채혈된 TC가 220mg/dL 이상 또는 트리글리세라이드(TG)가 150mg/dL 이상이거나 고밀도지단백(HDL) 콜레스테롤[*3]이 40mg/dL 미만일 때 이상지질혈증으로 진단된다(일본동맥경화학회: 동맥경화성 질환 예방 가이드라인 2007년 판).

허혈성 심질환의 입장에서는 LDL콜레스테롤[*4]이 140mg/dL 이상을 나타내는 사람도 요주의로 되어 있다. 이상지질혈증에 고혈압이나 당뇨병, 흡연 등의 위험 인자가 겹쳐지면 허혈성 심질환의 발병률은 더욱 높아진다.

한국지질동맥경화학회에서는 총콜레스테롤 200mg/dL 미만을 적정, 200~239mg/dL를 경계, 240mg/dL 이상을 높음으로 분류한다.

---

*2: 혈청 지질치의 측정은 통상 12시간 이상 금식 후 채혈된 혈액 검체로 한다. 그것은 중성지방치가 식사의 영향을 받기 쉽기 때문이다.

*3: 좋은 콜레스테롤. 혈관벽이나 다른 조직에 축적된 여분의 콜레스테롤을 다시 간으로 되돌리는 역할을 한다(기준치: 35~80mg/dL). 총콜레스테롤(기준치: 150~219mg/dL). LDL콜레스테롤/HDL콜레스테롤=1.5 이하(동맥경화의 진전억제지표).

*4: 나쁜 콜레스테롤. 관상동맥질환과의 관련에서 혈청 총콜레스테롤보다 밀접하게 관련된 지표이다(기준치: 140mg/dL 미만).

Q&A

8 이상지질혈증의 합병증은?

1. 허혈성 심질환

혈청 지질의 과도한 증가 또는 지질 분획의 이상은 동맥벽에 지질(콜레스테롤)의 침착을 촉진하고 죽상동맥경화의 주요 원인이 되어 허혈성 심질환을 일으킨다(그림 4a). 허혈성 심질환이란 심장에 혈액을 공급하는 관상동맥의 협착이나 폐색에 의해 심근이 허혈에 빠지는 한 무리의 질환을 말하며 협심증이나 심근경색, 심근허혈에 의한 부정맥이나 돌연사 등이 포함된다.

그림 4b에 허혈성 심질환을 촉진하는 위험 인자를 나타내었다. 회피할 수 있는 인자 중에서도 이상지질혈증이나 고혈압, 흡연이 가장 큰 인자이다. 또한 당뇨병과 비만, 알코올 과음, 스트레스와 수면 부족도 심근경색 발병에 중요한 요인이다.

2. 동맥경화

죽상경화(atherosclerosis)의 초기상은 혈관내막의 비후로, 이는 이미 신생아기에 확인된다고 한다. 성인이 되면 섬유반 또는 죽종성 언덕 모양의 내막 비후라고 하는 경계가 명료한 작은 융기가 출현하고, 진행하면 내막 심층에 콜레스테롤이 풍부한 죽종을 가지는 죽종성·죽상경화성 언덕상 비후(아테롬, atheroma)가 되어 혈관 내에 융기한다(그림 4a). 죽상경화는 한층 더 진행되어 석회화나 궤양, 혈전, 출혈 등을 수반하는 병변을 일으킨다. 또한 혈관의 협착·폐색, 허혈성 심질환뿐만 아니라 뇌혈관장애, 사지의 동맥폐색, 대동맥류 등의 심각한 질환을 일으킨다.

Q&A

9 약물요법의 효과와 부작용은?

약제는 식이요법에 반응하지 않는 환자나 식이요법을 2~3개월간 계속해도 목표한 지질 수준에 도달하지 않는 환자에게 사용된다.

약제의 종류는 혈청 지질 프로필에 따라 선택한다. 크게 나누어 보면 고총콜레스테롤(TC)혈증에 효과를 나타내는 것으로 HMG-CoA 환원효소 억제제(HMG-CoA reductase inhibitor)나 프로부콜(Probucol), 소장 콜레스테롤 트랜스포터 억제제(inhibitor of intestinal cholesterol transporter), 음이온 교환수지가 있다.

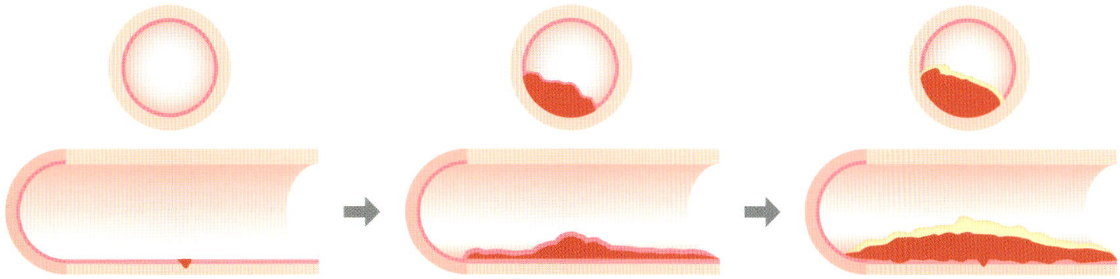

그림 4a. 죽상동맥경화.

예방 가능한 인자
- 이상지질혈증
- 고혈압
- 흡연
- 당뇨병
- 비만

회피 불가능한 인자
- 나이
- 성별(남>여)
- 가족력

성격 · 스트레스 · 불섭생

그림 4b. 허혈성 심질환의 위험 인자.

1. HMG-CoA 환원효소 억제제(HMG-CoA reductase inhibitor)

간에서 콜레스테롤 합성을 특이적으로 억제한다.

부작용으로는 피진이나 간기능장애(전격성 간염, fulminant hepatitis), 혈청크레아틴 포스포키나제(CK)의 상승, 근육통, 횡문근융해증(Rhabdomyolysis) 등을 초래할 수 있다. 특히 신기능 저하 환자에게 투여 시 주의가 필요하다.

▪ 메바로친®(Mevalotin)[프라바스타틴(Pravastatin), 정: 5, 10mg, 세립: 0.5, 1%]

1일 1회 10mg을 저녁 식사 후 투여한다(저녁 식사 후 더 효과적이라는 보고가 있지만 최근에는 아침 식사 후에도 투여함). 또는 10mg을 2회로 분할해서 아침 · 저녁 식사 후 투여한다.

▪ 크레스토®(Crestor)[로수바스타틴(Rosuvastatin), 정: 2.5, 5.0mg]

1일 1회 2.5mg에서 시작하고 심할 경우에는 1일 최대 20mg까지 투여할 수 있다. 강한 LDL콜레스테롤 저하작용과 HDL콜레스테롤 상승작용을 가지고 있다.

▪ 리바로®(Livalo)[피타바스타틴 칼슘(Pitavastatin calcium), 정: 1, 2mg]

1일 1회 1~2mg을 저녁 식사 후 투여한다. 최대 4mg까지 증량할 수 있다.

2. 프로부콜(Probucol)

고중성지방(TG)혈증에 효과를 나타내는 것으로 클로피브레이트(Clofibrate)(CPIB계), 니코틴산 등이 있다. 프로부콜은 콜레스테롤의 담즙산으로의 이화(catabolism)·배설 촉진 작용, LDL의 항산화 작용이 있다. 부작용은 QT 연장과 관련된 심실성 부정맥, 다형성 심실빈맥(torsades de pointes), 소화관 출혈 등이 있다.

■ **신레스탈®(Sinlestal)[프로부콜, 정: 250mg, 세립: 50%(500mg/g)]**

1일 500mg, 2회로 나누어 식후 투여한다.

3. 소장 콜레스테롤 트랜스포터 억제제

소장 콜레스테롤 트랜스포터(NPCIL1)에 선택적으로 결합하여 담즙성 및 식이성 콜레스테롤의 흡수를 억제하는 작용을 가지고 있다. 부작용으로는 간기능장애 및 횡문근융해증이 있다. HMG-CoA 환원효소 억제제와 병용 투여도 효과적이다.

■ **제티아®(Zetia)[에제티미브(Ezetimibe), 정: 10mg]**

1일 1회 10mg을 투여한다.

4. 클로피브레이트(Clofibrate)(CPIB계)

고TG혈증에 효과를 나타낸다. 부작용으로는 간기능장애 및 횡문근융해증, 아나필락시스양 증상이 있다.

■ **베자톨 SR®(Bezatol SR)[베자피브레이트(Bezafibrate), 서방정: 100, 200mg]**

1일 400mg, 2회로 나누어서 식후 투여한다.

Q&A
10 지방간이란?

간에 지방(중성지방이나 콜레스테롤)이 축적된 상태를 지방간(fatty liver)이라 한다. 지방이 축적되면 간의 비대가 일어나고 간세포가 괴사를 일으킨다. 그후 섬유로 대체되어 간경변으로 진행한다.

Q&A

11 어느 정도의 음주로 알코올성 간질환이 될까?

알코올(에탄올)은 간에서 1단계로 알코올 분해효소(alcohol dehydrogenase)에 의해 아세트알데히드로 바뀌고 2단계로 알데히드 분해효소(aldehyde dehydrogenase)에 의해 아세테이트(아세트산, 초산)로 산화되어 처리되는데, 아세트알데히드는 간세포를 손상시키는 독성이 있으며 콜라겐의 생산에 관여하는 간성상세포(hepatic stellate cell)를 자극하여 간섬유화를 촉진하는 작용을 한다. 이러한 간세포 독성과 섬유화의 2가지 직접적인 작용이 중심이 되어 일어난다고 여겨지는 것이 알코올성 간질환(alcoholic liver disease)이다. 이것은 알코올의 지속적이며 과도한 음용에 의해 일어나는 간장애로 영양장애 및 면역이상, 유전적 소인이 촉진적으로 작용한다.

알코올성 간질환은 지방간과 알코올성 간염, 간경변, 간섬유증, 만성간염으로 분류된다. 상습 음주가의 90% 이상이 지방간(fatty liver)이 되어, 간섬유증에서 간경변(liver cirrhosis)으로 진행한다. 알코올성 간질환은 음주 경력이 일본주(사케)를 매일 평균 3홉(맥주 큰 병 3개, 위스키 더블 3잔에 해당) 이상을 적어도 5년 이상 계속하는 상습 음주가에서 발병한다. 여성은 남성보다 소량(누적 음주량이 남성의 약 2/3)에서 단기적으로 발병한다고 한다. 알코올성 간경변의 진단은 매일 일본주 5홉 이상을 10년 이상 지속하고 있는 대주가에게 내려진다.

■ 알코올성 간질환의 증상·합병증

식욕부진, 구역질, 설사, 소화관 출혈, 발열(미열), 전신 권태감, 간종대, 황달, 복수 등

■ 알코올성 간질환의 검사치

① 혈청 AST(GOT)·ALT(GPT)·LDH·γ-GTP가 높음(AST>ALT)

② 만성화 증례에서는 혈청교질반응(ZTT, TTT[*5]) 값이 높음

③ 혈청 ALP 가벼운 상승

④ 이상지질혈증, 고유산혈증, 고요산혈증, 내당능장애, 혈청 IgA가 높다.

◆ 알코올성 간질환의 약물치료

기본방침

간세포의 지질대사 개선 작용(간기능 개선 작용)을 위해서 이상지질혈증 및 지방간을 동반한 증

*5 [역주] ZTT: zinc sulfate turbidity test, TTT: thymol turbidity test

례에 사용한다. 알코올성 지방간에는 판토신®(Pantosin)과 베자톨 SR®(Bezatol SR)도 사용된다. 알코올성 간염이나 간성뇌증(hepatic encephalopathy)은 아미노레반(Aminoleban)주®나 락툴로스®(Lactulose) 등이 필요하다. 알코올성 간경변에 의한 부종과 저알부민혈증의 경우에는 라식스®(Lasix)나 알닥톤®(Aldactone) A를 병용한다. 비타민 B, C, K_2 등의 비타민제를 병용한다.

약제

이피엘(EPL) 캡슐®[폴리엔포스파티딜콜린(Polyenephosphatidylcholine)] 250mg, 1회 500mg, 1일 3회, 식후 복용한다.

부작용

경미한 것으로 위장장애(연변, 설사)와 약의 과민증이 있다.

Q&A
12 알코올 중독이란?

알코올 중독은 '(1) 음주하고 싶다는 강한 욕망·강박감, (2) 음주의 시작, 종료 혹은 음주량에 대해 행동을 컨트롤하는 것이 곤란함, (3) 금주 또는 감주했을 때의 금단 증상, (4) 내성의 증거, (5) 음주를 대신하는 재미와 흥미를 무시하고, 음주할 수밖에 없는 시간이나 그 효과로부터 회복하는 데 필요한 시간이 길어짐, (6) 명확하게 유해한 결과가 발생하고 있음에도 불구하고 음주를 하고 있음' 등 6개 항목 중에 지난 1년간 3개 항목 이상이 동시에 1개월 이상 지속하거나 반복 출현한 경우에 진단한다[세계보건기구(WHO): 알코올 중독의 ICD-10 진단 가이드라인]. 2013년 후생노동성 연구반의 조사에 따르면 알코올 중독 환자는 일본에 109만 명으로 추산되고 있다. 또한 그 예비군이라 할 수 있는 다량 음주자(고위험군)는 980만 명으로 되어 있다.

고위험군의 다량 음주자는 음주하는 날에 순 알코올 환산으로 1일 60g(맥주 중병 3개, 청주 3홉) 이상 음주하는 사람을 말한다(그림 4c). 고위험 음주자(하루 평균 음주량: 남성 40g 이상, 여성 20g 이상)는 1,039만 명으로 되어 있다.

Q&A
13 전혀 술을 마시지 않는데 간이 나빠지는 비알코올성 지방간염이란?

비알코올성 지방간염(non-alcoholic steatohepatitis; NASH)은 지방간 이외에 어떤 스트레스

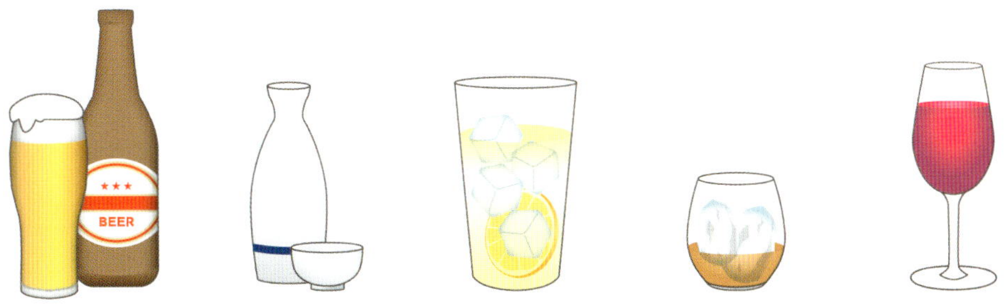

그림 4c. 알코올 약 20g을 포함하는 양. 무언가를 먹으면서 천천히 술을 마시고 매일은 마시지 않으며 간이 쉬는 날을 설정한다. 그러나 적당한 음주(절주)에서도 뇌(해마: 기억에 관여)의 위축이 일어난다는 보고가 있다. 뇌의 위축이 일어나면 치매가 발병한다.

(활성산소, 과산화지질, 철, 인슐린저항성, 사이토카인 등)에 의해 발생하는 간염이다.

NASH는 대사증후군의 범주에 들어가는 것으로 간주되며 발병 원인에 알코올은 포함되지 않는다. 자각 증상은 거의 없고 혈액검사에서 AST·ALT의 경미한 상승(AST/ALT 비 1.0 이하), 혈소판 감소, 페리틴 수치의 상승, 히알루론산·4형 콜라겐 등의 섬유화 마커(marker)의 증가가 보인다. 간생검에서는 간세포에 지방 침착과 중심정맥의 섬유화, 간세포주위성 섬유화 등이 보인다.

Q&A

14 간염바이러스 감염의 예방법은?

▪ A형간염

A형간염 바이러스는 발병 후 1주일까지 환자의 대변 중에 검출되기 때문에 환자는 손씻기를 충분히 해야 한다. 통상의 위생 환경이라면 2차 감염이 일어날 가능성은 낮다고 한다. 해외의 A형간염 고오염 지역에 체류하는 경우에는 인간면역글로불린(human immunoglobulin)을 접종하여 감염을 예방한다. 그러나 그 효과는 4~5개월로 되어 있다. A형간염 바이러스에 감염되어도 1~2주 이내에 인간면역글로불린을 투여하면 예방할 수 있다고 한다.

▪ B형간염

감염 경로는 주삿바늘에 찔리는 사고나 성행위 등 혈액을 통한 것이므로 혈액 오염의 예방이 가장 중요하다. 치과의사나 치과위생사와 같은 의료 종사자는 감염의 위험이 높기 때문에 미리 HB 백신을 접종함으로써 감염을 예방한다.

■ C형간염

C형간염도 혈액을 통한 감염이므로 혈액 오염을 예방해야 한다. 감염력은 B형간염에 비해 약하다 여겨지고 있지만 만성화되는 비율이 높으므로 주의가 필요하다. 주삿바늘에 찔리는 사고 후에 감염 예방을 위해서 면역글로불린이나 인터페론(IFN)의 투여가 행해지고 있다.

Q&A 15 약물 복용으로도 간이 나빠질까?

약제성 간장애의 대부분은 알레르기성이며 복용 전에 예측하기가 어렵다.

진통제인 아세트아미노펜(Anhiba®, Calonal® 등)은 약제성 간질환의 대표적인 약제로서 용량 의존적인 간독성을 나타낸다. 아세트아미노펜이나 아세트아미노펜 배합제(PL 과립®, Pelex® 등)는 감기나 급성 상기도염에 자주 사용하는 약제이므로 주의가 필요하다.

간염바이러스 마커(marker)가 음성이고 폐색성 황달, 알코올성 간질환, 자가면역성 간장애를 배제할 수 있다면 약제성 간장애를 의심할 수 있다. 말초혈 호산구의 증가(6% 이상)는 약제성 간장애의 가능성이 있다. 알레르기성에서는 혈청 IgE값이 높은 수치를 나타낼 수 있다.

복약 후 5~90일에 발병하는 경우가 많지만, 복약 중에는 정기적으로 간기능검사를 실시하고 의심스러우면 소화기내과를 소개해 진찰을 받도록 해야 한다.

MEMO

간질환의 종류

- 바이러스성 간염: 급성간염, 만성간염
- 간경변증: 보상성 간경변증, 비보상성 간경화증
- 알코올성 간질환
- 약제성 간장애
- 지방간
- 비알코올성 지방간염(NASH)
- 자가면역성 간염
- 간세포 암

5 통풍

Gout

증례 5

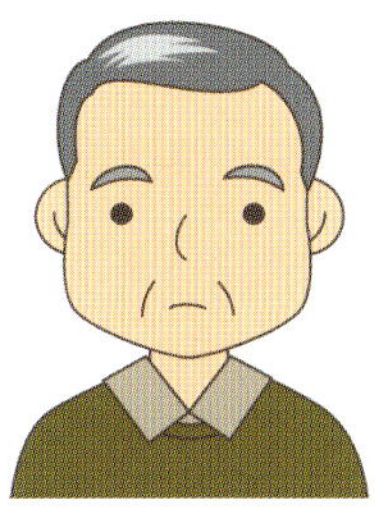

환자: F씨

68세, 남성

치과의사: 다른 질환이 있으신가요?

F씨: 네. 통풍으로 가끔 발작이 일어나서 오른쪽 다리 관절이 아파 죽겠어요.

치과의사: 그 부위의 상태는 어떠신가요?

F씨: 보세요. 벌겋게 부어 있고 열도 나요.

치과의사: 아파 보이네요. 바람이 불거나 고양이가 지나가도 아플 정도라고 하니까요. 특히 좋아하는 음식이 있으신가요?

F씨: 그렇죠. 고기와 삶은 요리, 맥주를 좋아하고 매일 저녁 반주를 즐기고 있습니다. 안 된다고 하는데도 자제가 안 돼요.

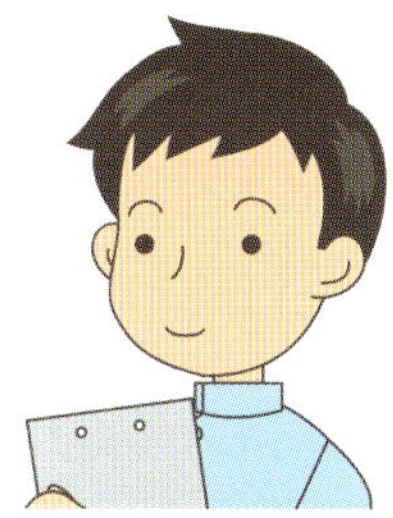

치과의사

주요 검사 결과

혈청 요산	11.6mg/dL(기준치: 2~6mg/dL)
CRP	11.2mg/dL(기준치: 0.3mg/dL 미만)

약제

- 크리노릴®(Clinoril) 정: 50, 100mg(NSAIDs). 1일 300mg, 2회로 나누어 복용
- 페브릭®(Feburic) 10mg 정(요산생성억제제). 1일 1회. 통증이 완전히 소실된 후 복용

내과의사의

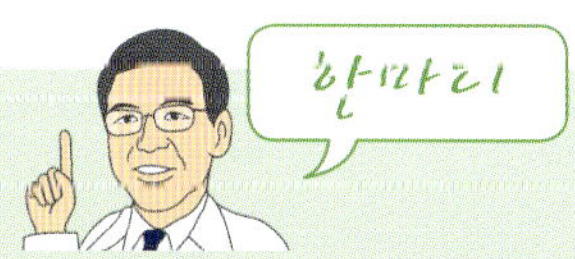

고기와 삶은 요리, 맥주를 좋아하고 매일 저녁 반주를 즐기고 있다. 고요산혈증이 보이고 통풍으로 인한 우측 발 제1지의 관절통 발작으로 염증 반응의 CRP는 높은 수치이다. 소변의 요산(u-UA)과 크레아티닌(u-Cr)을 측정해서 u-UA/u-Cr 비가 0.5 이상이면 요산 생산 항진이 관련되어 있다고 추측할 수 있다.

Q&A

1 통풍이란?

통풍은 고요산혈증(hyperuricemia)을 기초로 하여 급성 관절염 증상(통풍 발작)을 반복하고 결국 통풍 결절(tophus)[*1]이나 만성 관절염을 일으키며 만성신부전(chronic renal failure; CRF), 심근경색 등의 합병증으로 사망에 이르기도 하는 전신성 요산 대사이상증이다. 고요산혈증은 뇌경색이나 심근경색, 협심증 등의 혈관장애를 일으키는 것으로 알려져 있다.

통풍의 원인에 따라 원발성 통풍과 속발성 통풍(고요산혈증)으로 분류된다(그림 5a). 통풍은 미식가와 힘이 센 사람에서 많은 것으로 미루어 보아, 퓨린체를 많이 포함한 식품(표 5)의 과잉 섭취(미식)가 통풍의 유인이 된다고 생각된다. 증례 5에서도 고기와 삶은 요리, 맥주를 좋아한다. 오늘날 일본에서는 포식시대의 지속에 의해 통풍이 급증하고 있다.

1. 원발성 통풍
- ① 요산 과잉생산형
- ② 요산 배설저하형
- ③ ①과 ②의 혼합형

2. 속발성 통풍(고요산혈증)
- ① 혈액 질환: 백혈병, 다혈증, 다발성 골수종, 만성용혈성 빈혈 등
- ② 만성신부전
- ③ 약물: Thiazide, Pyrazinamide, Ethambutol, Furosemide 등
- ④ 원인 불명의 것: Sarcoidosis, 갑상선기능저하증, 시스틴뇨증, 다운증후군, 가족성 LCAT결손증 등

그림 5a. 통풍, 고요산혈증의 분류.

표 5. 퓨린체 질소가 많이 함유된 식품

식품명	100g 중 함유량(mg)
닭·간	147.6
정어리(건조)	135.9
돼지·간	128.2
왕새우	112.3
전갱이(건조)	108.9
소·간	101.8
정어리(생)	93.9
가다랑어	90.3
새우	85.8
굴(생)	80.0
전갱이	72.4

식품명	100g 중 함유량(mg)
꽁치	68.0
바지락	67.3
참치	67.2
닭가슴살	67.1
대게	62.8
가자미	57.5
닭다리	54.5
낫토	53.2
돼지고기(등심)	52.5
쇠고기(허벅지)	47.8

*1: 귓바퀴와 발, 팔꿈치, 손 등의 피하 및 통풍 발작의 초발 부위 등의 관절에 있다. 결절은 점차 수나 크기가 늘어나며, 그 내용물은 요산의 침상 결정이다. 진행하면 발작이 있었던 관절에 방사선사진에서 뚫린 상이 나타나고, 더 진행되면 골파괴상이나 골소실상, 관절의 아탈구 등의 변화가 보인다.

1. 24시간 이내에 발작 염증의 최고조가 일어난다.
2. 하루 이상의 발작
3. 관절염
4. 발적
5. 제1중족지 관절 통증 내지 종창
6. 편측성 제1중족지 관절염
7. 편측성 거골(talus) 주위 관절염
8. 통풍 결절 의심
9. 고요산혈증
10. 비대칭성 관절 종창
11. 방사선사진에서 골피질하 낭종
12. 관절액 세균배양 음성

그림 5b. 통풍의 전형적인 임상 소견[일본통풍·핵산대사학회 지침개정위원회(편): 고요산혈증·통풍의 치료지침 제2판 2012년 부록 다이제스트 판에서 변형하여 인용].

Q&A

2 통풍의 원인은?

원발성 통풍의 원인은 불분명한 부분이 많지만, 일부의 통풍 환자에서는 요산의 생산 과잉이 증명되는 요산 과잉생산형과 신장으로부터의 요산 배설이 저하되어 있는 요산 배설저하형이 있다. 그러나 현실에서는 요산 과잉생산형과 요산 배설저하형의 혼합형이 많다. 원발성 통풍 질환자의 95%는 남성이고 그 대부분은 30~60세에 발병한다고 한다. 여성의 이환은 적고 폐경기 이후가 대부분이다.

속발성 통풍은 여러 질환에서 관찰된다. 백혈병 등 혈액 질환에서는 세포의 붕괴가 심해져 요산이 과잉 생산된다. CRF에서의 고요산혈증은 신기능 저하로 인해 요산이 충분히 소변으로 배설되지 못하고 체내에 축적되기 때문에 일어난다. 약물에 의한 것은 신장(원위)요세관으로부터의 요산 배설을 약물이 저해하기 때문에 발생한다. 진단은 관절액 내의 요산 결정 또는 통풍 결절 내의 요산 결정을 증명하는 것으로 판단한다.

통풍의 전형적 임상 소견을 그림 5b에 나타내었다.

Q&A

3 통풍 발작은 어디에, 왜 일어날까? 검사치는?

대부분은 엄지발가락 중족지관절(metatarsophalangeal joint)에 갑자기 심한 통증이 발생하고 환부에 발적·종창이 나타난다. 방치해도 염증은 2~3일간, 길어도 1주일 정도면 가벼운 부스러기(낙설)를 남기고 치유된다. 증례 5에서도 오른쪽 엄지발가락의 중족지관절에 발작이 보이고 있다. 발작의 초발 부위는 엄지발가락 관절이 가장 많고 다음으로 족관절(발등, 발꿈치, 복사뼈 등)이며 무릎관절이나 손관절의 빈도는 낮다.

발작의 원인은 고요산혈증에 의해 조직 내에 요산염 결정이 침착하기 때문인 것으로 생각되고 있다. 사람은 요산을 분해하는 효소를 가지고 있지 않기 때문에 다핵백혈구가 이 결정을 포식하지만, 이것을 소화할 수 없고 백혈구가 파괴되어 염증이 증강된다. 또한 보체나 면역글로불린 IgG가 관여하여 백혈구가 가진 포식능이 높아지고 백혈구 이동이나 혈관투과성의 항진에 의해서 조직 장애(염증)가 일어나는 것으로 알려져 있다.

발작 시에는 발열, 적침(ESR)의 항진, 말초혈 백혈구 수 증가, 높은 CRP값 등의 일반적인 염증 소견을 보인다. 일반적으로 혈청 요산치는 높게 나타난다.

Q&A

4 요산에 의한 신결석과 신장애는 왜 발생할까?

통풍 환자 중 결석을 합병하는 환자는 약 25%이고, 이와 반대로 요산결석 환자의 약 25%는 통풍이라고 한다. 요산은 생체 내의 퓨린체나 핵단백대사에서 유래하는 것과 식이 중 퓨린 함유물에서 유래하는 것이 있다. 결석 형성의 원인에는 환경(수질, 기후 등)이나 식사, 유전, 직업 등 많은 것이 있지만, 소변이 산성(pH 5.5 이하)으로 기울면 요산이 녹기 어렵기 때문에 결석이 생기기 쉬워진다.

신뇨세관·간질에 요산 결정이 침착하면 신기능 장애가 점차 진행되어 CRF에서 요독증에 이른다. 또한 요산에 의한 결석도 요로 폐색의 한 원인이 되어 신장에 큰 영향을 미친다.

Q&A

5 퓨린체란? 식사에서 조심해야 할 것은?

퓨린체란 퓨린환(화학구조)을 가진 화합물의 총칭으로, 모든 세포에 포함되어 있는 생명에 필요한 물질이다. 인간에서 요산은 핵산 또는 퓨린체로부터 크산틴을 거쳐 최종적으로 생성되며, 대부분은 신장을 거쳐 소변으로 배설된다. 나머지는 장 내로 배설되어 분해된다.

퓨린체가 많은 식품에는 닭고기(간), 건어물(정어리), 벤자리의 이리, 아귀(anglerfish)(찜), 맥주효모 등이 있다. 조림이나 건어물에서는 퓨린체가 농축되어 농도가 높아진다(표 5, 그림 5c).

- 1일 에너지 섭취량 적정화
- 영양소의 균형
- 퓨린체 섭취 제한
- 수분의 충분한 섭취
- 식염 섭취의 제한
- 알코올의 제한
- 지질의 양과 질의 적정화

그림 5c. 고요산혈증 식이요법의 기본.

Q&A

6 요산 수치가 갑자기 낮아져도 왜 통풍 발작이 일어나는 것일까?

통풍 발작은 혈청 요산 수치의 높낮이에 직접 반영되는 것이 아니라 혈청 요산 수치의 급격한 변동(요산 수치가 급격히 상승하거나 혹은 급격히 감소하더라도)에 의해 유발된다. 따라서 미치료 증례에서 치료 시작 초부터 대량으로 요산강하제를 투여하면 통풍 발작을 유발하게 된다. 요산 수치가 갑자기 떨어지면 관절에 모인 요산염 덩어리가 느슨해진 후 관절강에 떨어져 그것이 염증(관절염)을 일으키는 것으로 생각되고 있다.

발작 중에 요산강하제의 새로운 투여는 반대로 발작의 증강이나 천연화(prolongation)를 초래할 위험성이 있으므로 주의가 필요하다. 관절통이 심해졌다는 이유로 요산강하제를 늘려 마시지 않도록 지도한다.

Q&A

7 고요산혈증 치료제는 어떻게 사용할까?

고요산혈증의 치료는 통풍성 관절염 발작 시의 치료와 간헐기(동통 발작이 가라앉은 시기) 치료로 나뉜다.

1. 통풍관절염 발작 시

특효약(통풍 발작 치료제)으로서 콜히친®(colchicine)이 자주 사용되어 왔다. 현재 본 약제는 통풍 발작에 선행하는 예감기에만 사용하고 있다. 콜히친®에는 요산 배설 작용은 없다.

발작 후 극기에 도달한 증례에 대해서는 NSAIDs의 대량·단기 충격요법을 실시한다. 이것은 발작 경쾌기(light period) 용량(상용량)의 3배를 투여하고 발작 통증의 경감에 따라 상용량으로 되돌리는 방법이다. NSAIDs에서는 인도메타신(Indacin®, Inteban SP® 등), Acemetacin(Rantudil®), Sulindac(Clinoril®), 이부프로펜(Brufen®) 등이 이용된다.

2. 간헐기

혈청 요산 수치를 낮추는 약제(요산강하제)에는 소변으로의 요산 배설을 촉진하는 요산배설촉진제[프로베네시드(Probenecid): Benecid®, 벤즈브로마론(Benzbromarone): Urinorm® 등]와 체내에서 요산의 생성을 억제하는 요산생성억제제[알로푸리놀(Allopurinol): Zyloric®, Salobel®, 페북소스타트(Febuxostat): Feburic®, 토피록소스타트(Topiroxostat): Uriadec® 등]가 있다.

혈청 요산치는 7mg/dL를 목표로 하지만, 요산배설촉진제는 신장기능이 저하된 증례에는 유효하지 않거나 효과가 적기 때문에 요산생성억제제를 사용한다.

▪ 자이로릭®(Zyloric)(알로푸리놀, 정: 50, 100mg)

1일 200~300mg, 2~3회 경구투여한다. 신장기능에 따라 중등도 저하는 1회 50~100mg, 고도 저하는 1회 50mg, 혈액투석 시 1회 100mg(주 3회 투석 후)으로 감량한다.

부작용으로는 피부점막안증후군(mucocutaneous-ocular syndrome), 독성표피 괴사융해증(toxic epidermal necrolysis), 범혈구감소증(pancytopenia) 등이 있다.

▪ 페브릭®(Feburic)(Febuxostat, 정: 10, 20, 40mg)

1일 1회 10mg을 경구투여로 시작하여 필요에 따라 점차 증량한다. 경도에서 중등도의 신장애, 간장애에도 투여량의 조정은 필요 없다고 여겨지고 있다. 그러나 신장과 간의 기능에는 충분한 주의를 요한다. 페브릭®은 강력한 요산 저하작용이 있으므로 소량부터 투여를 시작한다. 또한 급격한 요산치 저하에 의한 통풍 발작에 주의한다.

▪ 우리아덱®(Uriadec)(Topiroxostat, 정: 20, 40, 60mg)

1일 최대 1회 20mg, 1일 2회 아침, 저녁 복용으로 시작하여 혈중 요산 수치를 확인하면서 서서히 증량한다. 유지는 1회 60mg 1일 2회, 최대 1회 80mg 1일 2회로 한다.

심각한 부작용은 간장애와 다형홍반이 있다. 이 약제는 잔틴산화효소(xanthine oxidase)를 억제함으로써 요산의 생성을 억제한다.

Q & A

8 NSAIDs의 작용과 주요 부작용은?

NSAIDs는 아라키돈산 대사 경로에서 사이클로옥시게나제(cyclooxygenase; COX)를 억제하여 프로스타글란딘(PG)의 생산을 억제하고 통증의 역치를 올려 진통 작용을 발휘하는 것으로 되어 있다. 그로 인해 PGI2와 PGE2에 의한 신혈관 확장계가 저하되고 안지오텐신Ⅱ나 노르에피네프린 등의 신혈관 수축계가 우위가 됨으로써 신동맥이 수축하여 신혈류를 감소시키는 것으로 생각된다. 그 결과 신전성급성신부전(prerenal acute renal failure) 등의 신장애를 나타낸다.

주요 부작용은 다음과 같다.

① 과민증

② 쇼크

③ 발진

④ 과도한 체온 저하

⑤ 소화성 궤양(위·십이지장 궤양)

⑥ 위장 출혈

⑦ 오심, 구토

⑧ 부종

⑨ 소변량 감소

⑩ 신기능 저하

⑪ 출혈 경향

⑫ 골수 억제(범혈구감소증) 등

MEMO

위·십이지장 궤양이란?

위·십이지장 궤양(gastric·duodenal ulcer)은 소화성 궤양(peptic ulcer)이라고도 하며, 위산이나 펩신으로 인해 위산이 소화되어 생기는 위벽의 결손을 말한다. 위·십이지장 궤양에는 급성인 것도 있지만 일반적으로는 만성 궤양을 말하며 심한 경우에는 하혈이 지속되어 빈혈을 보일 수 있다. 그 원인에 대해서는 전신질환설이나 혈관경색설 등이 제기되고 있다. 최근에는 파일로리균의 관여가 주목받고 있다.

이것은 위산이나 펩신 등의 공격인자와 점액·혈류 등의 방어인자 간의 밸런스(생체의 호메오스타시스)가 무너질 때 생긴다. 토혈이나 하혈 등이 보이는 경우에는 쇼크가 되는 일도 많아, 수혈이나 수액 등의 적절한 처치를 하지 않으면 죽음에 이르는 일도 있다.

현재는 내시경적 지혈법이 발달하여 알코올 주입이나 레이저 조사로 지혈할 수 있게 되었다. 그러나 출혈이 심할 때나 천공되었을 경우 등에는 수술이 필요하다.

경증인 경우에는 항콜린제(Buscopan® 등)를 이용한다. 중등증·경증의 경우(복통이나 위부 불쾌감)에는 위산 분비를 억제함과 동시에 위점막 방어 기능을 강화한다. 위산 분비를 억제하는 약제로서 H_2차단제(Gaster®, Zantac®, Acinon® 등)나 PPI(Omepral®, Takepron®, Nexium® 등)가 사용된다. 방어인자 강화를 위해서는 점액 분비를 자극하는 테프레논(Teprenone)(Selbex® 등), 미소 순환을 개선하는 설피리드(Sulpiride)(Dogmatyl® 등)를 선택한다.

위궤양의 원인이 되는 파일로리균이란? 제균법은?

파일로리균이란 *Helicobacter pylori*(*H. pylori*)를 말하는 것으로 그람음성 나선상 균이다. 사람의 위점막에만 서식하고 위염 및 소화성 궤양과 밀접하게 관련된다. 또한 위암의 원인이 되기도 한다.

위궤양의 재발을 방지하는 방법으로 *H. pylori*의 살균(제거)이 있으며, 란삽®(Lansap)(Takepron capsule, Amolin capsule, Clarith 정 1일 복용분을 1 sheet로 포장하고, 1일 2회, 7일간 내복)이나 람피온®(Lampion)(Takepron capsule, Amolin capsule, Flagyl 정 1일 복용분을 1 sheet로 포장, 2차 제균제로 사용. 하루 2회, 7일간 내복)이 사용된다.

H. pylori 감염의 진단법은?

- **생검조직을 사용하는 방법**
  ① 균의 분리 배양
  ② 조직표본의 현미경 검사
  ③ 신속 요소 분해효소 검사(rapid urease test)

- **생검조직을 사용하지 않는 방법**
  ① 혈청 항 *H. pylori* 항체 측정
  ② 요소 호기 검사(urea breath test; UBT)

H. pylori 감염은 치주질환의 원인일까?

위장에 사는 *H. pylori*가 잇몸질환의 발병과 관련이 있다고 생각하지 않을 수 있다. 그러나 최근 조사에서는 잇몸질환이 *H. pylori* 감염에 의한 것일지 모른다는 가능성도 나오고 있는 것으로 보인다. 따라서 *H. pylori* 양성 환자는 치주질환 검사 및 치료가 필요하다.

*H. pylori*는 구취의 한 원인으로 여겨지고 있다. 그 이유로 위에 암모니아 양이 많다는 점과 *H. pylori* 때문에 구강 내에서 염증이 생기는 점이 고려되고 있다.

6 허혈성 심질환

Ischemic heart disease

증례 6

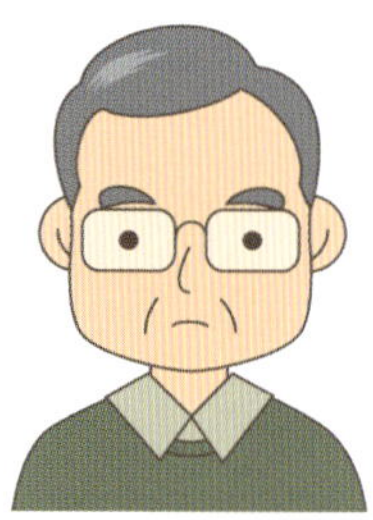

환자: G씨

68세, 남성

치과의사: 지금까지 큰 질환은 없으셨나요?

G씨 : 10여 년 전에 협심증으로 입원한 적이 있어요.

치과의사: 지금은 어떠세요?

G씨 : 가슴 통증은 없고 가끔 주치의가 심전도를 찍고 채혈검사도 하고 있어요.

치과의사: 그때 이상은 없었나요?

G씨 : 심전도에는 이상이 없었지만, 주치의가 채혈검사에서 혈당이 높고 콜레스테롤이 약간 높다고 했습니다. 잘 모르겠지만요.

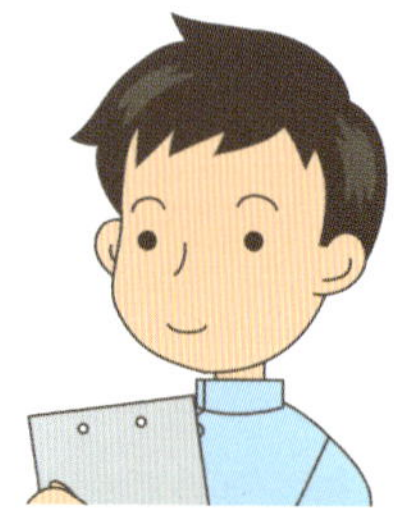

치과의사

주요 검사 결과

지참하지 않음. 심전도 소견은 이상 없음

약제(가지고 다니는 것)

- Nitropen® 설하정 0.3mg(니트로글리세린): 필요시(흉통이 있을 때 설하 투여)

내과의사의

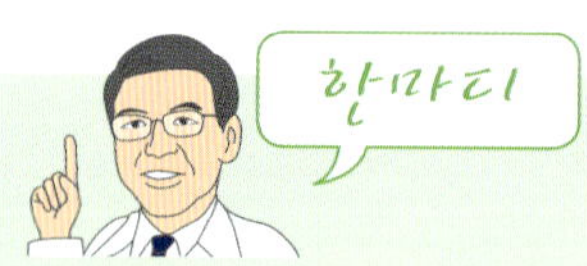

채혈검사 후 주치의는 '혈당이 높고 콜레스테롤도 약간 높다'고 하였다. 당뇨병이나 이상지질혈증의 합병증이 있는지 여부를 잘 살펴볼 필요가 있다.

Q&A

1 협심증과 심근경색은 어떻게 다를까?

1. 협심증이란?

심장에 영양을 보내는 혈관은 대동맥 기시부에서 좌관상동맥과 우관상동맥으로 갈라진다. 좌관상동맥은 즉시 좌전하행지와 좌회선지로 나뉘어 영양을 공급한다. 협심증(angina pectoris)과 심근경색은 모두 '허혈성 심질환'의 범주에 드는 질환이다.

협심증은 심근이 일과성의 허혈 상태, 즉 산소 결핍에 빠졌기 때문에 일어나는 심질환으로 운동에 의해 유도되는 '운동성 협심증(angina of effort)', 안정 시 나타나는 '안정 협심증(stable angina)', '운동성 겸 안정 협심증' 등 3가지로 나뉜다. 안정 협심증 중 발작성이고 심전도에서 ST의 상승을 동반하는 경우를 '이형 협심증(variant angina)'이라고 부른다.

▪ 안정 협심증

흉통 발작의 강도, 지속시간, 빈도, 유인이 거의 일정하고, 흉통 발작으로부터 2개월 이상 경과하여 임상적으로 안정된 시기의 상태이다.

▪ 불안정 협심증

관상동맥 플라크(plaque)의 붕괴와 폐색성 혈전의 형성에 의해 발병한다.

2. 심근경색이란?

심근경색(myocardial infarction)은 관상동맥의 경화에 의한 협착부의 혈전 형성 또는 관상동맥의 수축에 의한 혈류의 누설로 심근에 괴사를 일으킨 상태이다. 폐색 부위로서 좌관상동맥 선하행지, 우관상동맥, 좌관상동맥 회선지의 순서로 일어나는 것으로 알려져 있다.

Q&A

2 협심증과 심근경색의 증상 차이는?

1. 협심증의 증상

① 흉통 발작: 흉골 아래에 발작성이 심한 통증과 강한 압박감이 나타난다. 이 통증은 좌전흉부와 좌상지(팔)로 퍼지는 경우가 많다. 흉통은 2~3분간(길어도 5분 이내) 계속되는 경우가 많다.

② 현기증이나 요실금, 식은땀 등이 보인다.

③ 혈압이 상승하는 경우가 많다.

④ 심박수는 일반적으로 증가한다.

2. 심근경색

① 좌전흉부 통증, 특히 흉골 아래에서 나타나는 심한 통증이 특징이다. 통증은 몇 시간에서 하루 이상 지속된다.

② 가슴을 쥐어짜는 느낌과 숨이 막히는 느낌(압박감)을 호소하는 경우가 많다. 종종 허무감이나 '죽음의 공포'를 수반한다.

③ 전흉부 통증은 종종 왼팔이나 왼쪽 어깨(손) 방향으로 퍼진다. 그러나 이 통증에 대해 니트로글리세린 제제는 효과가 없다.

④ 37℃대의 발열이 빠르면 발작 후 4~8시간, 보통 1~2일 후에 나타난다.

⑤ 혈압의 저하나 부정맥 등의 쇼크 증상, 식은땀, 구역질, 구토, 사지 냉감, 요실금 등의 증상이 보인다.

Q & A

3 협심증과 심근경색의 특징적인 심전도 소견은?

1. 협심증의 심전도 소견

◆ 비발작 시

정상적인 경우가 많다.

◆ 발작 시

ST의 저하, T파의 평저하 또는 음성화가 보인다. 이형 협심증에서는 ST 상승, 불안정 협심증에서는 ST 하강형과 ST 상승형이 나타난다.

2. 심근경색의 심전도 소견

◆ 초기

ST가 상승하고 이어서 R파의 저하, 비정상적인 Q(QS)파가 출현한다. ST의 상승은 일반적으로 1주일 후에 소실되고 그 후 음성 T파(관성 T파, coronary T wave)가 나타난다.

◆ 진구성(old myocardial infarction)

비정상 QS 또는 Q파와 관성 T파가 특징적이다. 심전도의 각 유도에서의 이상 소견으로부터 심근경색 부위를 어느 정도 알 수 있다(표 6). 그러나 비전형적인 심전도 변화를 보일 수도 있으므로 주의가 필요하다.

표 6. 심전도 소견으로 보는 심근경색 부위 진단

경색 부위 \ 유도		I	II	III	$_aV_R$	$_aV_L$	$_aV_F$	V_1	V_2	V_3	V_4	V_5	V_6
전벽 중격 Anteroseptal	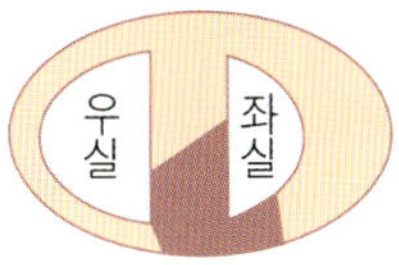												
측벽 Lateral	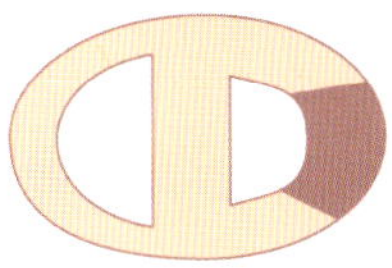												
광범위 전벽(전벽 측벽) Extensive anterior (anterolateral)	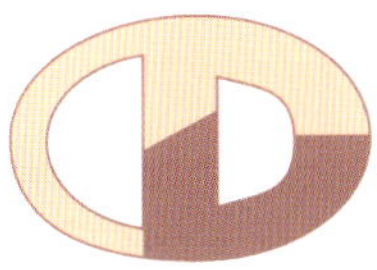												
고위 측벽 High lateral	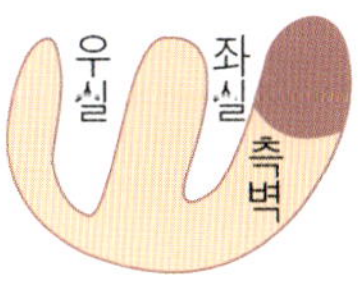											고위의 V_5 V_6	
하벽(횡격막면, 후하벽) Inferior(diaphragmatic, posteroinferior)	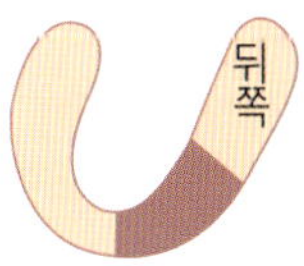												
후벽 측벽 Posterolateral	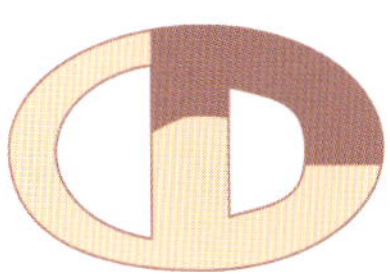												
순후벽 Strictly posterior (posterobasal)	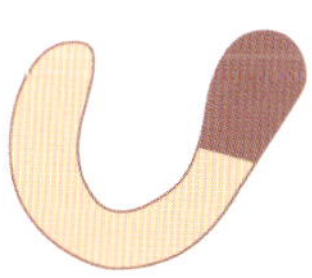							높은 RT 양성					

Q&A

4 흉통 시의 치료법은? 그 작용은? 부작용·금기는?

■ Nitropen®(성분명: 니트로글리세린 설하정제: 0.3mg)

설하정제(0.3mg). 1회 1~2정, 필요시 사용, 설하 투여. 투여 후 몇 분 안에 효과를 볼 수 없는 경우는 1~2정을 추가한다. 심근경색의 통증에 대해 니트로글리세린 제제는 효과가 없는 경우가 많다. 증례 6에서는 설하정제를 소지하고 다닌다.

작용 기전

관상혈관 확장작용, 말초혈관 확장에 의한 전·후 부하의 경감작용. 설하정제 및 스프레이(Myocor spray®, Nitorol®)는 효과가 빨리 나타난다.

부작용

혈압 저하, 안면홍조, 열감

금기

심각한 저혈압, 심인성 쇼크, 폐쇄성 우각녹내장, 머리 외상, 뇌출혈, 고도의 빈혈, 실데나필(비아그라®) 복용 중인 환자에게는 투여하지 않는다.

협심증에는 Bayaspirin®, Maintate®, Nitropen®, Adalat-CR®, Itorol® 등이 사용된다.

허혈성 심질환의 검사는?

MEMO

총콜레스테롤(TC), 중성지방(TG), HDL-LDL콜레스테롤, Lp(a), 요산, 혈당, HbA1c, 요당, 요단백, 혈압 등의 수치를 확인한다. 그림 6에 심근경색에서의 대표적인 임상검사 성적의 추이를 제시하였다.

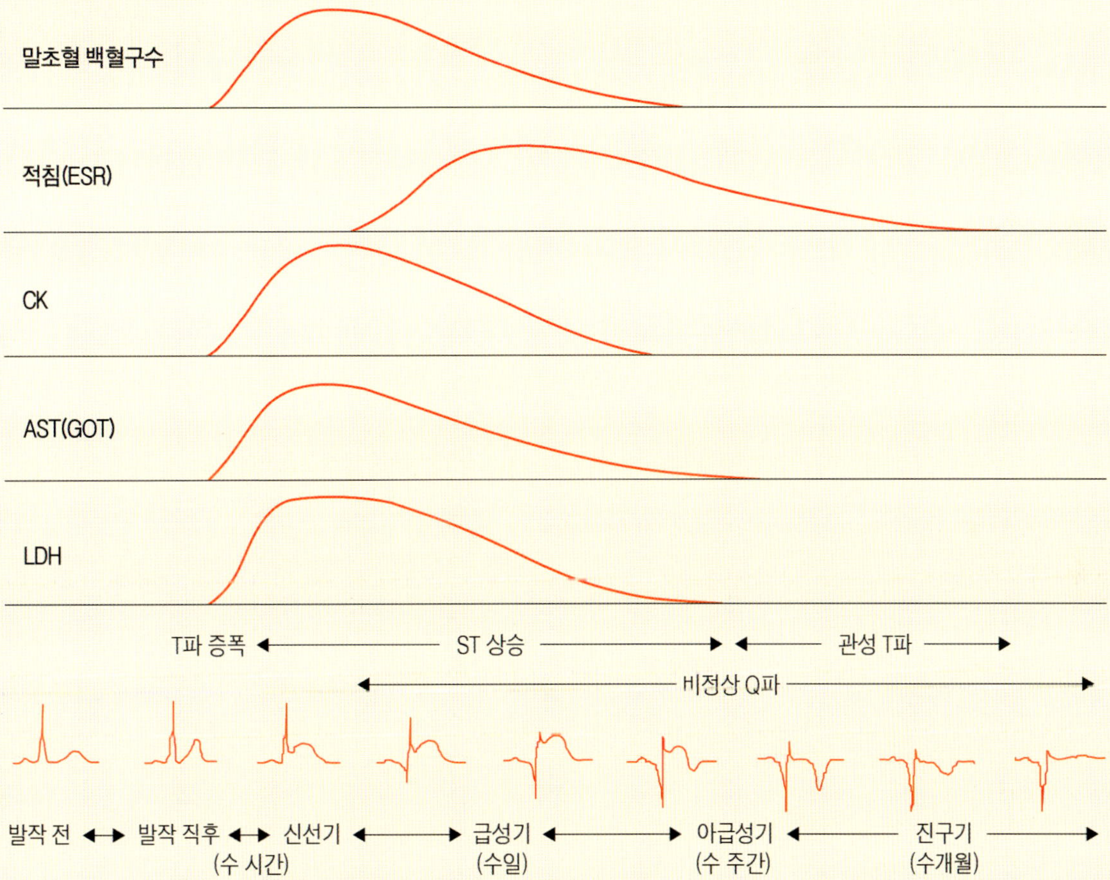

그림 6. 심근경색에 대한 각종 검사 및 심전도의 시간에 따른 변화.

7 뇌혈관장애

Cerebral vascular disease

증례 7

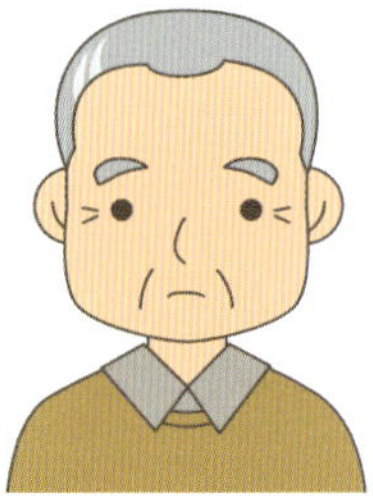

환자: H씨

72세, 남성

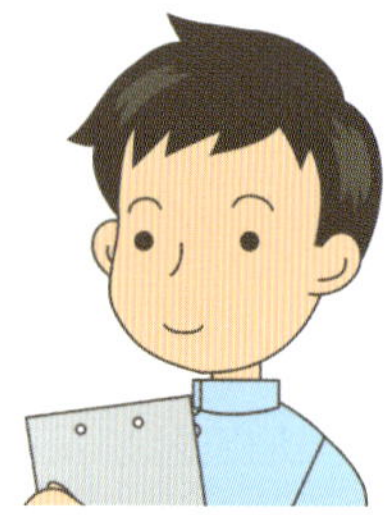

치과의사

치과의사: 다른 질환이 있으신가요?

H씨 : 5년 전에 뇌경색으로 입원했어요.

치과의사: 많이 힘드셨겠네요. 손발에 장애가 남아 있나요?

H씨 : 아니요. 재활치료를 받아서 다행히 마비는 없어요.

치과의사: 그 밖에 다른 질환은요?

H씨 : 당뇨병과 이상지질혈증이 있대요.

주요 검사 결과

공복시 혈당(FPG)	160mg/dL
HbA1c	7.2%
혈청 총콜레스테롤(TC)	240mg/dL
트리글리세리드(중성지방: TG)	150mg/dL
고밀도지단백(HDL) 콜레스테롤	38mg/dL
요당정성시험	3(+)
요단백정성시험	(-)
혈청요소질소(SUN)	16mg/dL
혈청크레아티닌(S-Cr)	0.79mg/dL
추정사구체여과율(eGFR)	73.6mL/min/1.73m^2

약제

- Livalo® 2mg 정(Pitavastatin calcium): 1일 1회, 식후, 28일분
- Bayaspirin® 100mg 정(아스피린): 1일 1회, 28일분

내과의사의 한마디

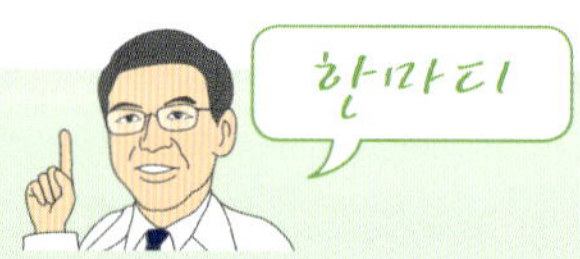

뇌경색의 기왕력이 있지만 현재까지는 마비도 없고 경과가 좋다. 그러나 당뇨병과 이상지질혈증이 있어 관리는 다소 허술해 보인다. 혈당이나 HbA1c 수치가 식이요법이나 운동요법으로 좋아지지 않으면 당뇨병에 대한 약물치료가 필요하다.

Q&A

1 뇌졸중은 어떤 병일까? 그 치료법은?

뇌졸중은 일과성 뇌허혈 발작(transient cerebral ischemia), 뇌경색(cerebral infarction), 뇌출혈(cerebral hemorrhage), 지주막하출혈(subarachnoidal hemorrhage)의 총칭이다.

1. 일과성 뇌허혈증

갑자기 발생해서 몇 분 안에 나타나지만, 24시간 이내에 아무런 후유증도 남기지 않고 증상은 사라진다. 진찰 시에는 증상이 사라진 경우가 많기 때문에 잘 모를 수 있다. 또한 다른 질병을 동반할 수 있으므로 세심한 문진이 필요하다. 증례 7에서는 당뇨병과 이상지질혈증이 있는 것을 환자가 알고 있다.

발작은 반복적으로 일어나 뇌경색 대발작의 전조가 될 수 있다. 내경동맥(경부를 흐르는 동맥)에서 발생하면 시력 저하(일과성 흑내장: 안구에 기질적인 이상은 없지만 심각한 시력장애 발생) 등을 볼 수 있다. 척추동맥(뇌의 바닥을 흐르는 동맥)에서 발생하면 현기증, 시력 저하, 언어장애, 감각장애 등을 볼 수 있다.

◆ 죽상경화를 기반으로 하는 경우의 치료제

▪ 아스피린(Bayaspirin® 100mg 또는 Bufferin® 100mg)

1일 1정, 아침 식사 후

▪ 염산티클로피딘(Ticlopidine hydrochloride)(Panaldine® 100mg)

1일 2~3정, 2~3회 나누어 복용

◆ 심원성 뇌경색(cardiogenic cerebral infarction) 병형을 취하는 경우의 치료제

▪ 와파린칼륨(Warfarin potassium)(Warfarin® 1mg)

1일 1~5정을 저녁 식사 후 PT-INR(prothrombin time-international normalized ratio)을 측정하면서 조절한다.

2. 뇌경색(뇌혈전, 뇌색전증)

뇌경색은 뇌혈관이 막혀서 지속적인 뇌허혈을 일으키는 질환이다. 죽상 혈전성 뇌경색은 두개내외의 죽상경화(atherosclerosis)에 의한 것이다. 또한 응고-섬유소 용해 시스템(coagulation-fibrinolysis system) 이상 등의 많은 질환에서도 뇌경색을 일으킨다.

심원성 뇌색전은 심장질환에 의해 형성된 심장내 혈전(심장 유래의 혈괴: 어떤 덩어리)이 운반되어 뇌동맥에 색전증을 가져옴으로써 발병하는 것이다.

안정 시 발생하는 경우가 많으며 증상은 단계적으로 진행된다. 증상은 경색 부위에 따라 다르다. 주요 증상으로 편마비나 현기증, 시력장애, 감각장애, 언어장애 등이 있다.

뇌저동맥의 완전 폐색이나 중대뇌동맥 등의 주간(主幹) 동맥의 경색으로 죽음에 이를 수도 있다. 열공성 뇌경색[무증상 경색, 라쿠나 경색(lacunar infarction)]은 뇌 내의 관통동맥(perforating artery)의 폐색에 의해서 일어난다. 뇌졸중을 병발하는 고위험 인자이다.

3. 뇌출혈·지주막하출혈

뇌출혈이란 뇌 내의 혈관이 어떠한 원인으로 찢어져 뇌 속(대뇌, 소뇌 및 뇌간)에 출혈이 일어난 상태이다. 증상은 뇌출혈 부위에 따라 다르지만 주요 증상은 편마비이다. 뇌출혈은 일반적으로 뇌경색보다 중증으로 의식장애를 일으키는 일도 드물지 않다. 그때 양쪽 안구의 위치가 병소 측을 노려보는 것 같은 '공동편시(conjugate deviation)'를 보이는 경우가 많다.

지주막은 뇌의 표면을 덮는 막의 하나로 바깥으로부터 경막, 지주막, 연막의 순서로 뇌 표면에 접하고 있다. 지주막하출혈의 원인 중 대부분은 외상성의 것을 제외하면 90% 전·후가 뇌동맥류(뇌동맥의 팽창 부위, cerebral aneurysm)의 파열이다.

지주막하출혈에서는 '경험해 보지 못한 격렬한 두통', '방망이로 때리는 것 같은 두통'을 호소한다. 대량의 출혈(뇌실내출혈, intraventricular hemorrhage)에서는 그대로 죽음에 이를 수 있다.

고혈압 증례에서는 재발 방지를 위해 칼슘통로차단제(CCB)를 중심으로 적극적으로 강압한다. 생활습관을 수정(식이요법, 운동요법)함과 동시에 강압제로 140/90mgHg 미만을 유지한다. 증례 7과 같이 당뇨병 합병이 있는 경우에는 130/80mgHg 미만으로 한다. 치료는 "뇌졸중 치료 가이드라인 2015"(일본뇌졸중학회: 협화기획, 도쿄, 2015)에 따라 실시한다.

Q & A

2 항응고제 · 항혈소판제의 휴약기간은?

치과 진료를 원하는 환자가 항응고제나 항혈소판제를 복용하고 있는 경우는 많으며 최근에 그 수는 증가하고 있다. 이들의 환자 정보를 묻지 않고 발치하여 큰 출혈을 일으키거나 휴약에 의해 혈액이 과응고 상태가 되어 뇌경색이 발생했다는 사례도 보고되고 있다. 따라서 충분한 문진과 주의가 필요하다.

◆ 항응고제와 발치

Warfarin®: 계속 유지 가능(PT-INR이 치료 영역임을 확인)

Prazaxa®: 계속 유지 가능(내복 6~12시간 이후 권장)

Lixiana®: 계속 유지 가능(내복 6~12시간 이후 권장)

Xarelto®: 계속 유지 가능(내복 6~12시간 이후 권장)

Eliquis®: 계속 유지 가능(내복 6~12시간 이후 권장)

◆ 항혈소판제와 발치

Bayaspirin®: 계속 유지 가능

Panaldine®: 계속 유지 가능

Plavix®: 계속 유지 가능

Pletaal®: 계속 유지 가능

Persantin®: 계속 유지 가능

Epadel®: 계속 유지 가능

Anplag®: 계속 유지 가능

Dorner®: 계속 유지 가능

Opalmon®: 계속 유지 가능

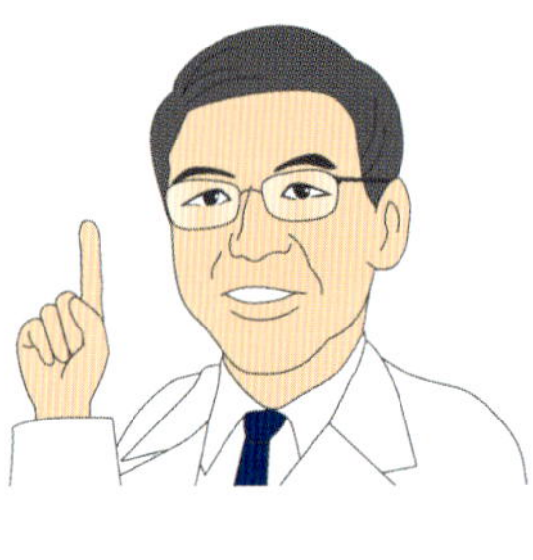

제2장

치과와 관련된 생활습관병의 집중 탐구

Question

1 당뇨병 환자의 치과 치료에서 주의해야 할 점은 무엇일까?

준텐도대학 의학부 신장내과 Goda Tomohito (合田朋仁)

당뇨병 합병증과 병발 질환 확인

많은 당뇨병 환자는 전신에 다양한 당뇨병 합병증이나 병존 질환(고혈압, 이상지질혈증, 고요산혈증, 암 등)이 있다는 점을 염두에 두고 진료한다. 초진 시에는 충분히 문진을 하고 환자의 위험성 평가 및 전신 상태의 확인을 위해 노력한다. 환자 본인으로부터의 문진만으로는 불충분하다고 생각되는 경우에는 내과의사에게 진료 정보 제공을 의뢰한다. 당뇨병 합병증에서는 특히 허혈성 심질환이나 당뇨병성 신증에 주의한다.

1. 허혈성 심질환(심근경색, 협심증)

당뇨병 환자는 허혈성 심질환의 고위험군에 속하므로 스트레스를 받는 발치(관혈적 처치) 시에는 항상 이러한 질환의 발병을 염두에 두고 진료에 임한다. 또한 심장과는 다른 부위인 경부나 등에 출현하는 증상(동통, 위화감)이라도 허혈성 심질환의 가능성이 있음을 유의한다.

2. 당뇨병성 신증

당뇨병 환자의 40~50%는 신증(신장병)을 합병하고 있다. 그러므로 신장기능의 정도를 파악해야 한다. 특히 말기신부전(혈액·복막 투석) 환자를 포함하여 신기능 저하가 진행된 환자는 출혈 경향이 있음을 염두에 두고 치료한다. 혈액투석 환자는 헤파린 등 항응고제를 투석 치료일에 사용하는 만큼 관혈적 치료는 투석 치료일 다음 날에 하는 것이 권장된다. 고령자로 혈청크레아티닌 1mg/dL 이상인 경우에는 신장기능이 이미 저하되어 있을 가능성이 높다고 보고 치료에 임한다.

복약 확인

발치 등의 관혈적 처치를 받기 위해 당뇨병약이나 강압제, 항응고제·항혈소판제 등을 지시대로 복약 또는 휴약해 왔는지를 치료 전에 확인한다.

1. 당뇨병약

치과 치료 시에 긴장이나 스트레스를 느끼면 혈당치가 상승한다. 그러므로 치과 치료 후 금식 시간이 짧아서 다음 식사 섭취에 지장이 없는 경우에는 주사약(인슐린, GLP-1 작동제)이나 경구약 복약은 평상시와 같이 실시한다. 그러나 발치 후 등의 관혈적 처치 후에 얼마 동안 식사할 수 없는 경우나 다음 식사 직전(5~6시간 공복)에 치료가 시행되는 경우에는 저혈당(식은땀, 공복감, 손떨림, 중증 때는 의식 상실)을 예방하기 위해 주사·경구약의 복약 방법에 대해 미리 내과의사와 상의한다. 또한 주 1회 투여하는 약제[DPP-4 억제제(경구약), GLP-1 작동제(주사약)]나 Biguanide 약은 관혈적 처치 시에는 중지·변경을 요하는 경우도 있다.

일반적으로 혈당 관리가 현저히 불량한 경우(HbA1c 10% 이상)에는 혈당조절 후에 관혈적 처치를 하는 것이 치료 후 감염 등을 예방하는 데 있어서 안전하다.

2. 강압제

많은 당뇨병 환자는 고혈압을 비롯한 생활습관병을 동반하고 있는 경우가 많다. 치과 치료 시에는 긴장하고 있는 환자도 많아 혈압은 평상시보다 높아진다. 기본적으로 강압제는 치과 치료를 받는 날에도 내복하고 진찰받도록 지도한다.

혈압관리 불량 시에 관혈적 처치(발치 등)를 하면 그 후의 지혈이 어려워진다. 자동혈압측정기 등으로 처치 전에 혈압을 측정하고, 진찰실 혈압을 확인한 후 처치하는 것이 이상적이다. 치과의사와 의료진은 치료 전이나 치료 중에 환자의 긴장을 풀기 위해 노력해서 혈압 상승을 예방한다.

일반적으로 진찰실 혈압이 140/90mmHg 이상인 경우에는 고혈압으로 진단한다. 연령에 따라 처치 전의 적정 혈압은 다르지만 중증 고혈압(180/110mmHg 이상)인 경우에는 혈압조절 후 치과 치료를 받는 것이 바람직하다.

3. 항응고제·항혈소판제

많은 당뇨병 환자는 허혈성 심질환이나 뇌경색 등으로 통원 치료를 받고 있다. 그에 대한 1·2차 예방으로서 항응고제나 항혈소판제를 복용하고 있다. 이 때문에 치과의사는 환자에게 혈액을 맑게 하는 약을 복용하고 있는지를 직접 확인하는 것과 동시에 약수첩*을 통해서도 확인한다.

관혈적 처치를 하는 경우에는 내과의사에게 연락하여 휴약이 가능한지 확인한다. 휴약이 곤란한 경우에는 입원해서 헤파린 치환 후에 처치하는 경우도 있다.

4. 해열진통제

당뇨병은 고령자에게 많기 때문에 내과뿐만 아니라 요통이나 무릎 통증으로 정형외과 진료를 받는 등 여러 진료과에 다니고 있을 가능성이 높다. 이로써 진통제를 정형외과에서 이미 처방받은 경우도 있으므로 이중 투약(과잉 투여)이 되지 않도록 주의한다.

또한 신기능이 저하된 환자에게 비스테로이드성 항염증제(NSAIDs)를 투여하면 신기능 저하를 심화하는 원인이 될 수 있다. 따라서 NSAIDs를 처방하는 경우에는 아세트아미노펜이 권장된다.

5. 항균제

고령자는 잠재적으로 신기능 저하 상태에 있다는 점을 염두에 두고 내복약을 처방한다. 신기능이 저하된 환자에게 신배설성 항균제를 투여하는 경우에는 약제의 감량이 필요하므로 내과의사와 협력하여 치료를 실시한다.

치과의사가 내과의사에게 보내는 진료 정보 제공서에 기재하여 확인할 사항

- 관혈적 처치(발치 등) 시의 전반적인 유의사항(항응고제나 항혈소판제를 휴약할 수 있는지 등)이 있는지 확인한다.
- 고혈압(가정 혈압, 진찰실 혈압)이나 당뇨병(HbA1c)의 조절이 양호한지 확인한다. 또한 관혈적 처치(발치 등) 시 내복약(강압제, 경구 당뇨병약)의 복약 방법에 대해서도 확인한다. 이때 내과의사에게 언제(몇 시경) 처치를 하고 그 후 얼마 동안 식사할 수 없는지를 알려 준다.
- 고령자나 신질환 환자에서는 신장기능 저하가 없는지 확인한다.
- NSAIDs나 항균제를 처방할 경우 환자의 신장과 간의 기능에 따라 감량이 필요한 약제가 있으므로 약의 투여 예정량을 기재한다.

---

* [역주] 약수첩(薬手帳): 일본에 도입되어 있는 개인건강정보관리(personal health record; PHR)의 한 제도로, 약의 복용 이력이나 기왕증, 알레르기 등 의료 관계자에게 필요한 정보를 기재하는 수첩의 속칭이다. 환자가 어떤 약물을 얼마나 오래 사용하는지를 의사·치과의사와 약사가 확인하는 데 사용된다. 복수의 병원을 이용하는 환자의 약물 상호작용의 관리에도 이용되기 때문에 소유나 관리는 각 환자가 하고 있다.

2 치주질환 이외의 당뇨병 합병증이란?

준텐도대학 의학부 신장내과 **Goda Tomohito** (合田朋仁)

대혈관 합병증

당뇨병 고유의 합병증은 아니지만 생명 예후에 직접 관련된 중요한 합병증이다. 당뇨병은 그 위험 인자가 된다. 당뇨병의 발병 이전 단계(당뇨병 전단계)부터 온몸의 동맥경화는 이미 시작되고 진행되어 혈전으로 혈류가 막히면 뇌·심근 경색이 생긴다. 혈당 관리를 통한 예방 효과는 확립되지 않았으나 혈압·지질 관리는 발병 예방에 유용하다.

1. 뇌졸중(뇌경색·뇌출혈)

당뇨병 환자에서는 뇌출혈(혈관 파열)보다 뇌경색(혈관 막힘)이 많이 발생한다. 손발의 마비·저림이 나타나며, 혀가 제대로 돌아가지 않고, 남의 말을 알아듣지 못하며, 사물이 이중으로 보이고, 두통이 있는 등 증상은 다양하다. 중증에서는 목숨을 건진다 하여도 손발의 마비나 언어장애 등의 후유증이 남아 일상의 QOL은 현저히 떨어진다.

2. 허혈성 심질환(심근경색, 협심증)

심근경색이 발생하면 가슴에 격통과 압박감이 30분 이상 지속된다. 가슴 이외에도 어깨나 등 쪽에 통증이 나타나는 경우도 있다. 통상적으로는 심한 통증이지만 자율신경장애가 진행된 당뇨병 환자에게는 무통성·무증상성일 수 있다. 뇌졸중과 마찬가지로 중증의 예에서는 조기에 적절한 치료를 하지 않으면 치명적이다. 목숨을 건진다 해도 부정맥이나 심부전 등의 후유증이 남을 수 있다.

3. 말초동맥 병변(폐색성 동맥경화증)

하지동맥의 혈류장애로 허혈(ischemia) 상태가 되면 종아리에 통증이 생기기 때문에 지속 보행이 어렵다. 휴식을 취하면 재보행은 가능(간헐성 파행, intermittent claudication)하지만 병변 진행에 따라 점차 지속 보행 거리는 짧아진다. 이 외에 발의 냉감·저림이나 발의 변색 등의 증상을 보인다. 폐색성 동맥경화증은 발괴저의 가장 흔한 원인 질환이다.

미세혈관 합병증

당뇨병 고유의 합병증이다. 조기부터 혈당을 엄격히 관리하면 미세혈관 합병증의 발병·진전은 억제할 수 있다.

1. 당뇨병성 신증

투석을 신규로 시작하는 원인으로 가장 많은 질환(약 절반)이다. 초기에는 자각 증상이 없지만 진행되면 단백뇨 배설이 증가하고 온몸이 쉽게 붓는다. 말기 상태가 되면 요독 증상(두통, 식욕부진, 구역질, 호흡곤란 등)이 나타난다.

2. 당뇨병성 망막증

성인의 실명 원인으로는 녹내장 다음으로 많다. 망막의 혈관이 막히면 대상성으로 신생 혈관이 형성된다. 신생 혈관은 허약하기 때문에 출혈이 생기기 쉽다. 최종적으로는 망막 박리로 인해 시력이 떨어진다.

3. 당뇨병성 신경장애

일반적으로 미세혈관 합병증 중에서는 가장 먼저 나타난다.

1) 감각·운동 신경장애

다발성, 좌우 대칭성으로 사지 말단부에서 발병하여 서서히 위쪽으로 진행된다. 통증, 저림, 냉감, 홍조감 외에 이상감각(발바닥의 찌릿찌릿함, 작열감)이 나타나며 진행되면 감각 둔마, 무통각이 된다. 또 비장근(gastrocnemius muscle)에서 경련이 일어나면 쥐가 나기도 한다.

2) 동안신경마비(복시, 눈꺼풀이 닫히거나 열리지 않음), 안면신경마비(입을 꼭 다물지 못함)

한 곳의 신경에만 국한해서 장애가 나타난다. 급성으로 발병하지만 몇 주에서 몇 개월 만에 자연 치유되는 경우가 많다.

3) 자율신경장애

기립성 저혈압(어지럼증·실신)이나 현기증, 이명, 발한이상(얼굴에만 땀이 나거나 손발에만 땀이 남), 발기 장애(erectile dysfunction; ED), 위장장애(변비, 설사), 방광 장애[배뇨장애·요폐(urinary retention)], 무자각 저혈당(식은땀 등의 저혈당 증상 없이 혼수에 이름) 등이 나타난다.

기타

1. 발괴저

혈관(혈류)장애나 신경장애, 감염증이 복합되어 발병한다. 감각 둔마나 무통각 때문에 구두에 의한 쓸림이나 발톱을 깊이 깎아서 난 상처, 화상 등의 발견과 치료가 늦어진다. 또 혈류장애 때문에 상처도 잘 낫지 않고 족궤양이나 괴저가 된다. 가벼운 것으로 보이는 상처라도 악화되기 쉽다.

2. 당뇨병성 백내장·녹내장

당뇨병성 백내장은 수정체가 탁해져서 시야가 뿌옇게 보이거나 밝은 곳에서는 눈부심을 느낀다. 당뇨병성 녹내장은 망막증으로 인해 신생 혈관이 안압을 유지하는 방수 배출 부위를 막아 안압을 상승시켜 시야와 시력이 저하된다.

3. 피부 병변

피부소양증(아무런 이유 없이 가려움), 조홍(붉은 얼굴), 유지방성 괴사[necrobiosis lipoidica, 등색(orange color) 반점, 정강이에 많음], 물집, 부종성 경화증(피부가 두껍고 딱딱해짐), 티눈(계안), 굳은살(callus, 변시), 옹(carbuncles), 듀피트렌 구축(Dupuytren's contracture, 손바닥에 결절이 생겨 손가락이 굽어서 펴지지 않는 것) 등 매우 다양한 병변을 나타낸다.

4. 감염증

면역기능이 떨어지기 때문에 봉와직염이나 대상포진, 외음부 칸디다증, 발과 발톱의 백선, 방광염·신우염, 감기·폐렴·폐결핵 등의 감염증이 병발하기 쉬워진다.

5. 치매

뇌혈관성 치매는 뇌졸중으로 인해 뇌의 신경세포에 장애가 일어나 발병한다. 또한 당뇨병 환자는 자각 증상이 없는 경도의 경색과 출혈(lacunar infarction, 미소 출혈)이 반복해서 발생해도 뇌혈관성 치매가 발병하고 알츠하이머형 치매도 발병하기 쉽다.

6. 골다공증

1형(인슐린의존성) 당뇨병은 골밀도가 떨어져서 골절상을 입기 쉽다. 2형 당뇨병에서는 골밀도는 저하하지 않아도 골강도(골질)가 저하됨으로써 골절이 일어나기 쉬워진다.

7. 암(대장암, 간암, 췌장암)

갑자기 혈당조절이 안 될 경우에는 암의 합병, 특히 췌장(혈당을 저하시키는 인슐린을 분비하는 장기)암의 합병을 고려하여 정밀 검사를 실시한다.

8. 생활습관병

비만자가 많아서 고혈압이나 이상지질혈증, 고요산혈증 등을 합병하고 있는 경우가 많다.

3 어떻게 치주 기본치료로 당뇨병이 극적으로 개선되기도 하는 것일까?

도카이대학 의학부 치과구강외과 Kaneko Akihiro (金子明寛)

1. HbA1c란?

혈액의 포도당은 헤모글로빈과 결합하여 당화헤모글로빈(glycosylated hemoglobin)이 된다. 당화헤모글로빈÷헤모글로빈 양=헤모글로빈 A1c(HbA1c)이다. 혈중의 당이 많으면 헤모글로빈 A1c가 높아지는데 그 기준치는 6.5% 이하이다. HbA1c 6.5%는 공복 혈당 126mg/dL 및 OGTT(75g 경구당부하시험) 2시간 값 200mg/dL 이상에 해당한다[1]. 당뇨병은 만성 고혈당, 임상 증상, 가족력 및 체중 이력 등으로 진단한다.

◆ 혈당치 및 HbA1c의 판정 기준

- 수시 혈당치 200mg/dL 이상 및 HbA1c 6.5% 이상
- 공복 혈당치 126mg/dL 이상 및 HbA1c 6.5% 이상
- 75g 경구당부하시험: 2시간 값이 200mg/dL 이상

2. 혈액 중의 당 증가에 따른 증상

고혈당 상태의 지속은 혈관장애를 일으키고, 이로 인해 미세혈관증(망막증, 신증, 신경장애, 치주질환) 및 대혈관증(관상동맥질환, 뇌경색, 말초동맥질환)이 발생한다(그림 1, 2). 당뇨병이 치주질환에 영향을 미치는 요인으로는 고혈당에 수반되는 구강건조에 의해 타액 자정작용의 저하나 염증성 사이토카인 IL-1β, TNF-α의 생산 과잉, 과도한 혈중 포도당과 단백질 결합으로 최종당화산물(advanced glycation end-product; AGE) 축적 증가에 의한 치조골흡수 증대, 다형핵백혈구의 기능 이상에 따른 살균기능과 탐식기능의 저하 등이 있다(그림 3).

3. 당뇨병과 치주질환은 서로 음의 관계—치주 치료에 의해 혈당조절이 개선될 가능성

"당뇨병 진료 가이드라인 2016"에서는 다음과 같이 서술되어 있다[2].

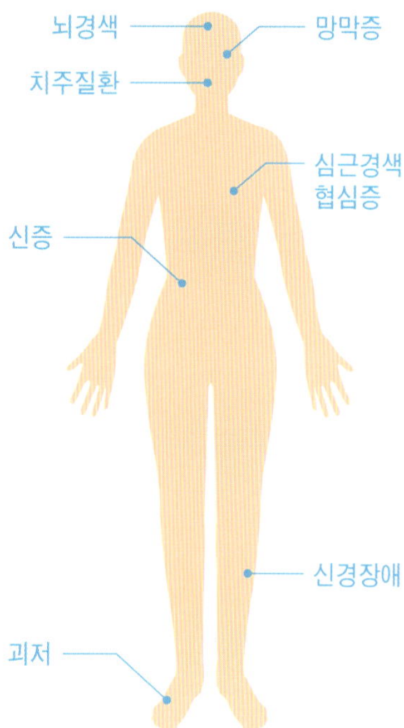

그림 1. 당뇨병으로 인한 주요 병발 질환.

망막증	신증	치주질환
괴저 (당뇨병 발 병변)	뇌경색, 협심증 (동맥경화성 질환)	

그림 2. 고혈당 증상으로 인한 장애.

1. 염증성 사이토카인의 항진
   Porphyromonas gingivalis 유래 LPS(리포다당) 자극에 대하여 당뇨병 환자의 단구(monocyte)는 비당뇨병 환자와 비교하여 20배 이상의 TNF-α를 생성하고 인슐린저항성을 일으킨다.
2. 최종당화산물(advanced glycation endproduct; AGE) 축적 증가로 인한 치조골흡수 증대
3. 다형핵백혈구의 기능 이상에 따른 살균능, 탐식능의 저하
4. 고혈당에 따른 치주조직의 항상성 저하

그림 3. 당뇨병과 치주질환 간의 음의 관계.

① 치주질환은 만성 염증으로서 혈당조절에 악영향을 미친다.

② 치주염의 중증도가 높을수록 혈당조절이 어려워진다.

③ 1형 당뇨병 환자에서는 정상인에 비해 치주질환 발생률이 높다.

④ 2형 당뇨병 환자에서는 HbA1c가 6.5% 이상이 되면 치주염 발병, 치조골흡수 위험이 높아진다.

⑤ 당뇨병 치료로 치주조직의 염증은 개선될 수 있다.

⑥ 2형 당뇨병은 치주 치료로 혈당이 개선될 가능성이 있어 권장된다.

고혈당에 수반되는 구강건조에 의해 타액 자정작용의 저하나 치주 치료에 수반하여 인슐린저항성을 일으키는 TNF-α의 혈중·치주조직 농도가 감소한다는 보고가 있기 때문에 치주 치료에 의해 HbA1c의 저하나 혈당조절이 개선될 가능성이 있다[3].

4. 치주질환 치료의 근간

당뇨병과 치주질환은 서로 부정적인 영향을 주고 치주조직의 염증 억제가 혈당조절 개선에 필요하다는 보고[4,5]도 있어, 당뇨병 치료에 있어서 치주질환 치료는 필수불가결한 것이다(그림 4).

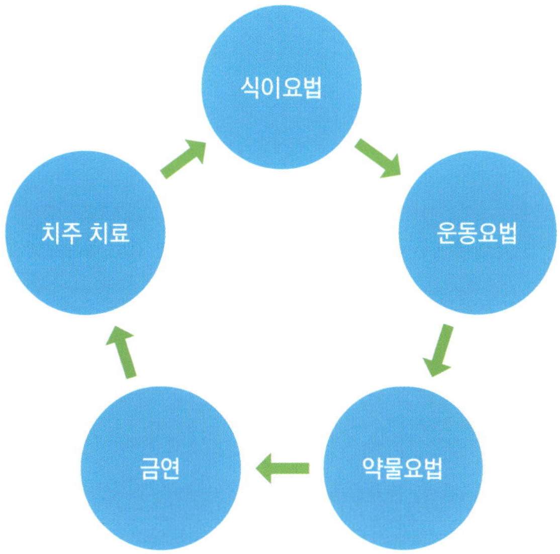

그림 4. 당뇨병 치료의 근간.

가르쳐 주세요 Tomino 선생님

당뇨병 치료를 받고 있는 환자 중에도 HbA1c가 8.0% 이상인 분도 있습니다. 환자가 건강하지 못한 것인가요? 당뇨병이 잘 조절되고 있는 것인가요?

A 혈당조절 목표는 혈당 정상화를 위해 HbA1c 6.0% 미만, 합병증 예방은 7.0% 미만, 치료 강화가 어려운 경우에는 8.0% 미만입니다. 이 분은 8.0% 이상이므로 조절이 불량합니다. 적절한 식이요법과 운동요법을 지도하고 약물요법을 고려하십시오.

참고문헌

1) 伊藤千賀子：空腹時と2-hPG の関連と合併症からみたOGTT 判定基準. 糖尿病, 41：A33-A36, 1988.
2) 日本糖尿病学会：糖尿病診療ガイドライン2016. 南江堂, 東京, 2016.
3) Engebretson S, kocher T：Evidence that periodontal treatment impoves diabetes outcomes：a systematic review and meta-analysis. J periodontal, 84：306-311, 2007.
4) Munenaga Y, yamashina T, Tanaka J et al.：Improvement of glycated hemoglobin in Japanese subjects with type 2 diabetes by resolution of periodontal inflammation using adjunct topical antibiotics：resupts from the Hirosihma Study. Diabetes Res Clin Pract, 100：53-60, 2013.
5) 広島県歯科医師会, Hiroshima Study 実行委員会：Hiroshima Study 結果報告書. http://www.hpda.or.jp/hiroshima_study/hsr.pdf

4 당뇨병과 미각장애는 관련이 있을까?

도카이대학 의학부 치과구강외과 Kaneko Akihiro (金子明寛)

1. 당뇨병 환자의 미각이상 호소는 적지만 인정되는 증례는 많다

당뇨병 환자의 미각장애는 1932년 Fox[1]에 의해 보고되었다. 당뇨병 환자가 자각적으로 미각 증상을 호소하는 경우는 적지만 미각검사에 의해서 미각이상이 인정되는 증례는 많다[2]. 당뇨병 환자에서의 전기미각 역치 상승은 하지 등의 신경장애나 망막증 및 신증 등의 합병증보다 조기에 출현한다[2]. 그림 1에 미각장애의 원인과 빈도를 나타내었다. 약제성 미각장애가 최다로 21.7%, 아연결핍성 미각장애 14.5%, 전신질환성 미각장애 7.5%이다. 전신질환성 미각장애의 질환으로는 신부전이나 간부전, 당뇨병 및 소화기 질환 등을 들 수 있다. 미각장애 환자는 혈청아연이나 혈청동 외에 당뇨병, 간기능을 포함하여 검사를 실시하는 것이 좋다(표 1). 전신질환성 미각장애의 40%에서 저아연혈증이 확인된다[3].

당뇨병에서는 신기능 장애에 의해 아연의 요중 배설이 증가한다. 인슐린은 2분자 아연을 함유하고 있어 인슐린의 합성과 분비에 아연이 필요하다. 아연은 인슐린수용체의 기능 유지에도 관련되어 있다. 저아연혈증은 당뇨병의 악화로도 이어진다[4].

2. 당뇨병성 미각장애는 신경장애+저아연혈증이다

1) 신경장애성 미각장애의 기전

미각의 지배신경은 혀의 전방 2/3가 안면신경의 고삭신경, 후방 1/3이 설인신경, 설근부가 미주

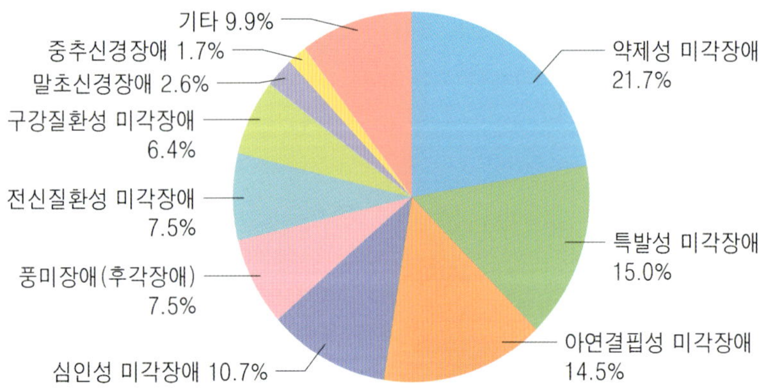

그림 1. 미각장애의 원인과 빈도(참고문헌 1에서 변형하여 인용).

표 1. 미각장애 시의 검사

당뇨병 검사	▪ 혈당치 ▪ HbA1c
아연결핍 (저아연혈증)	▪ 혈청알칼리포스파타제 ▪ 혈청아연 검사 ▪ 혈청구리 검사
미각 검사	▪ 여과지 디스크법 ▪ 전기미각검사 ▪ Salsave®법

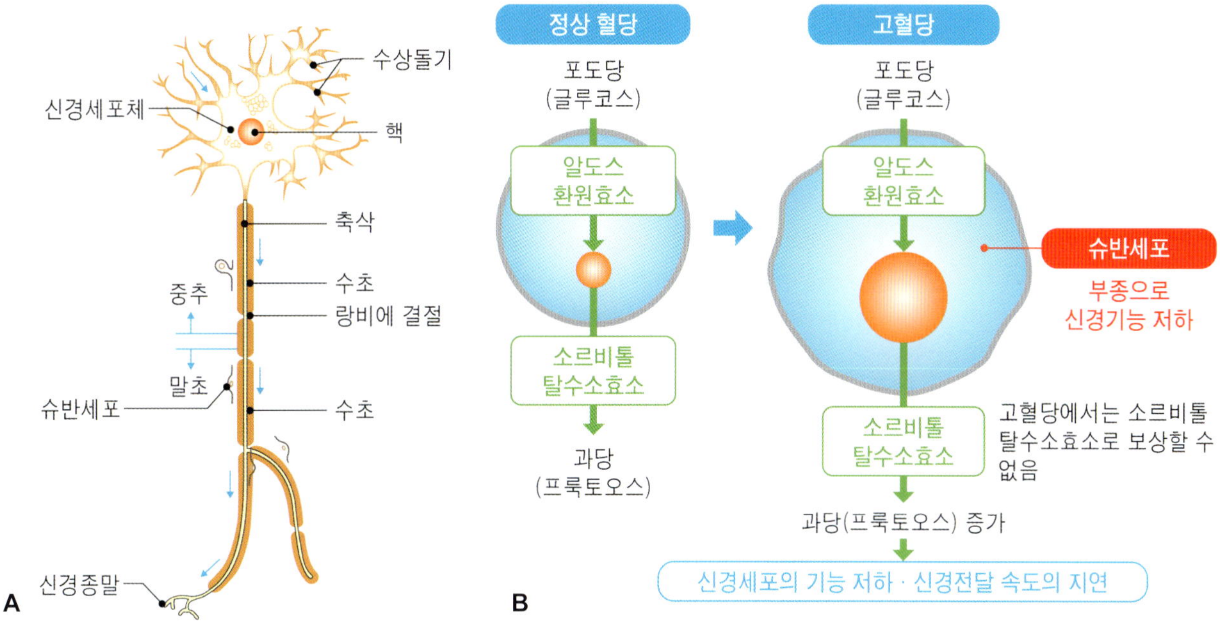

그림 2. 고혈당에 의한 신경장애. A, 신경조직의 구조(참고문헌 5에서 변형하여 인용). B, 고혈당에 의한 신경장애성 미각장애의 기전.

신경이다. 단맛, 짠맛, 신맛, 쓴맛 및 감칠맛 모두 맛봉오리(미뢰, taste bud)가 많은 혀 뒤쪽이 민감하다.

정상 혈당에서는 혈중 포도당이 알도스환원효소(aldose reductase)에 의해 소르비톨이 되고, 탈수소효소(sorbitol dehydrogenase)의 작용으로 과당이 된다. 고혈당에서는 알도스환원효소가 활발하게 작용하여 포도당을 차례로 소르비톨로 변환하지만, 소르비톨을 과당으로 변환하는 소르비톨 탈수소효소의 작용이 따라가지 못해 신경조직 내에 소르비톨이 축적된다. 소르비톨의 과잉축적이 일어나면 세포 내에 물이 흡수되어 부종이 생기고 신경세포의 기능이 저하되며 혈류가 악화된다. 신경세포의 기능 저하나 신경전달속도의 지연이 신경장애성 미각장애로 이어진다(그림 2).

2) 신기능 저하로 인한 저아연혈증

당뇨병성 신증에서는 요중의 아연 배출량이 증가한다. 아연은 DNA 중합효소(DNA polymerase) 활성과 직접적으로 관여하여 DNA 합성기능에 영향을 미치는 동시에 RNA 중합효소 활성에도 관여하고 세포분열능과 단백질합성능에 관여한다. 저아연혈증은 혀 유두의 편평화 등 미각수용기(taste receptor)의 건강 유지를 저해한다.

3. 혈청아연치

전신의 아연량은 성인(70kg)에서 1.5~3.0g이다. 근육에 가장 많이 존재하여 전체의 60%를 차지하고 뼈에 20%, 혈액에는 0.3%가 존재한다. 그중 적혈구에 80%, 혈청은 혈액 중의 20% 정도이다. 혈청아연치는 일내 변동이 있어 오후는 오전에 비해 20% 저하된다는 보고도 있다. 식사의 영향을 받기 쉬워 식후에는 혈청아연치가 낮다[6].

혈청아연의 기준치는 80~130㎍/dL이고, 아연결핍증은 60㎍/dL 미만, 잠재적 아연결핍증은 60~80㎍/dL 미만이다[7].

4. 당뇨병성 미각장애 치료

신경장애에 대해서는 고혈당에서 알도스환원효소에 의한 반응이 항진하며 소르비톨이 과잉된다. 알도스환원효소 억제제 Epalrestat(Kinedak®)는 알도스환원효소를 특이적으로 억제하여 신경 내 소르비톨 축적을 억제한다. 당뇨병성 말초신경장애에 따른 자각 증상(저림감, 통증)이나 진동각 이상, 심박변동 이상의 개선에 이용된다.

◆ 신경장애에 대한 처방

- Epalrestat(Kinedak®): 1회 50mg, 1일 3회, 매 식전

◆ 저아연혈증에 대한 처방

- Polaprezinc(Promac D정75®): 1회 75mg, 1일 2회(아침 식사 후, 취침 전)

미각장애에 대해 적응외사용(off-label use). 아연함유 소화성 궤양 치료제(방어인자 증강제)로 아연 함유량은 1정 중 17mg이다.

- Nobelzin®: 1회 50mg, 1일 3회, 식전 1시간 이상 또는 식후 2시간 이상 간격을 두고 투여

아연 함유량 50mg 정제에 아연 50mg. 저아연혈증의 적응. 아연 제제의 장기 투여로 구리의 장관 흡수가 저해되어 혈청동의 저하도 있으므로 주의가 필요하다.

참고문헌

1) Fox AL: The relationship between chemical constitution and taste. Proc natl Acad Sci U.S.A., 18: 115-120, 1932.
2) 川口肇子, 村田清高: 糖尿病患者における電気味覚閾値とその臨床的意義. 日本耳鼻咽喉科学会会報, 98:1291-1298, 1995.
3) 池田 稔: 味覚障害 — その頻度と対応. JIM, 22(7): 517, 2012.
4) 坂東 浩: 糖尿病と亜鉛. 治療, 87: 77-82, 2006.
5) 高久史麿, 猿田享男, 北村惣一郎, 福井次矢(監): 六訂版 家庭医学大全科. 法研, 2010.
6) Wastney ME, et al.: kinetic analysis of zinc metabolism and its regulation in normal humans. Am J Physiol, 251: R398-R408, 1986.
7) 日本臨床栄養学会(編): 亜鉛欠乏症の診療指針2016. http://www.jscn.gr.jp/pdf/aen20170613.pdf

5 2016년 치과 진료수가 개정에 기재된 'P처(당)' 이란?

준텐도대학 의학부 치과구강외과 **Shinohara Mitsuyo** (篠原光代)

2016년 4월 치과 진료수가 개정으로 새롭게 치주질환 처치(당뇨병이 있는 환자에게 사용하는 경우), 약칭 'P처(당)'(14점)이 도입되었다. 이에 따라 의사로부터 진료 정보를 제공받은 당뇨병 환자에 대해서는 특정 약제(치과용 항생물질제제)를 사용하여 초기부터 적극적으로 치주 치료를 할 수 있게 되었다.

P처(당)[P処(糖)]이 도입된 배경

1. 당뇨병과 잇몸질환의 관계성

2012년도 후생노동성 조사에 따르면 성인 5~6명 중 1명은 당뇨병 혹은 내당능장애를 가지고 있는 상태임이 보고되었다. 당뇨병의 합병증으로는 망막증, 신증, 신경장애가 알려져 있으나 당뇨병은 허혈성 심질환, 뇌경색 등의 동맥경화성 질환의 발병이나 진행에도 관여하고 있다. 이러한 합병증은 환자의 삶의 질(QOL)을 저하시킬 뿐만 아니라 의료비의 증가로도 이어지고 있다.

당뇨병 환자는 1형, 2형에 관계없이 정상인보다 치주질환을 일으키는 빈도가 유의하게 높다. 혈당조절이 불량한 당뇨병은 치주질환을 악화시키는데, HbA1c가 6.5~7.0% 부근에서 잇몸질환 악화 위험이 높아지고, 9.0%를 넘으면 잇몸질환 악화의 충분한 위험 인자가 될 것으로 추측되고 있다. 반대로 만성 염증성 질환인 치주질환은 인슐린저항성을 증대시켜 당뇨병 자체의 혈당조절에 영향을 미치기 때문에 치주질환과 당뇨병은 양자가 상호관계성이 있는 것으로 알려져 있다. 당뇨병 환자에게 치주 치료를 하는 것은 HbA1c의 개선 및 양호한 혈당조절의 유지에 유효하다고 여겨진다.

2. 당뇨병 환자에 대한 치주 치료로서 항균요법의 중요성

"당뇨병 환자에 대한 치주 치료 가이드라인 2014"(일본치주병학회 감수)에는 당뇨병 환자의 치주 기본치료에서 항균요법을 적극적으로 고려해야 한다는 문구가 기재되어 있다. 특히 당뇨병을 합병한 광범위한 만성 치주염 또는 중증 당뇨병 관련성 치주염이나 스케일링·치근활택술(root plaining)(SRP)로 기구의 도달이 어렵다고 판단되는 중증 치주염 증례에 대해서는 권장된다고 하였다. 또한 광범위한 치주염에 대한 항균제의 복합 경구투여나 테트라사이클린계 또는 마크롤라이드계 약제의 국소 투여 병용이 효과적이라고 하였다.

이와 같이 이번 P처(당)의 도입은 당뇨병과 상관관계가 깊은 치주질환 환자에 대해 당뇨병 주치의와 의료협진(medical cooperation) 체계를 구축한 후 적극적으로 항균요법을 실시하여 치주질환과 당뇨병을 개선하는 것을 목적으로 하고 있다.

치주질환 처치(P처)란?

우선은 이전부터 산정 가능한 치주질환 처치 'P처(14점)'에 대해 설명하겠다. 이것은 치주질환의 개선을 목적으로 치주포켓(periodontal pocket) 내에 특정 약제를 주입한 경우에 1구강을 1단위로 하여 다음과 같은 요령으로 산정이 가능하다.

① 치주 기본치료 후 치주질환 검사 결과 기대한 임상 증상의 개선이 나타나지 않고, 치주포켓이 4mm 이상인 부위에 치주질환 증상 개선을 목적으로 치주포켓 내에 특정 약제를 계획적으로 1개월간 주입한 경우

② 상기 약제 주입 후 다시 치주질환 검사 결과 치주포켓이 4mm 미만으로 개선되지 않아서 한 달 더 특정 약제를 주입한 경우

③ 치주질환에 의한 급성 증상 시 증상의 완화를 목적으로 치주포켓 내에 약제를 주입한 경우. 단, P 급발의 병명 필요

④ 치주포켓 내에 특정 약제를 주입하는 경우는 용법과 용량에 따라 사용한 경우에 한하여 특정 약제료를 별도로 산정

P처(당)이란?

의과의 보험의료기관 또는 의과 치과 병설 의료기관의 의사로부터 정보 제공(진료 정보 제공료의 양식에 준하는 것)을 받은 당뇨병 환자로서, 치주포켓이 4mm 이상의 치주질환이 있는 사람에게 치주 기본치료와 병행하여 계획적으로 1개월간 특정 약제(치과용 항생물질제제에 한함)를 주입한 경우에 P처와 동일한 요령으로 산정이 가능하다.

P처와 P처(당)은 무엇이 다를까?

P처, P처(당) 모두 P 급발 시의 치은농양(gingival abscess; GA)이나 치조농양(alveolar abscess; AA)의 급성 증상 시에 증상 완화를 위해 약제를 주입한 경우에도 산정은 가능하다. 그러나 P처는 기본적으로 치주 기본치료가 종료된 뒤 재평가 후부터 약제 투여가 가능하므로, 그때 산정할 수 있다. 반면 P처(당)은 치주 기본치료의 종료를 기다리지 않고 초기부터 치주 기본치료(스케일링, 스케일링·치근활택술 또는 치주포켓 소파)와 병행해서 산정할 수 있다. 또 P처는 약제 주입 기간이 최장 2개월로 한정돼 있지만 P처(당)에서는 기간의 제한이 없다.

주입 가능한 주요 특정 약제

P처(당)에서 사용할 수 있는 특정 약제는 다음과 같다.

- Periocline 치과용 연고 1 주사기 0.5g: 57점(1 주사기), 118점(2 주사기)
- Periofeel 치과용 연고 1 주사기 0.5g: 36점(1 주사기), 76점(2 주사기)
- Hinoporon, Terracortril 연고: 0점

이렇게 후생노동성이 당뇨병이 있는 치주질환 환자에 대한 항균요법의 필요성을 인정하고 P처(당)이 치과 수가로 도입된 것은 매우 획기적이라고 할 수 있다. 향후에는 이 진료수가가 널리 알려짐으로써 의과-치과 협진을 추진하고 새로운 당뇨병 치료의 발판으로서 치과 의료가 발전해 나가기를 기대한다.

참고문헌

1) 日本歯周病学会(編): 糖尿病患者に対する歯周治療ガイドライン改訂第2版. 医歯薬出版, 東京, 2014.
2) 日本歯周病学会(編): 歯周治療の指針2015. 医歯薬出版, 東京, 2015.
3) お茶の水保険診療研究会(編): 歯科保険請求2017. クインテッセンス出版, 東京, 2017.

Question

6 왜 고혈압 환자의 치과 치료를 오전 중에 부탁할까?

의료법인사단 SEIKOUKAI(生康会) 타니모토의원 **Tanimoto Mitsuo** (谷本光生)

일반적으로 고혈압 환자의 치과 치료는 오전 중이 바람직하다고 알려져 있다. 그 이유로는 (1) 혈압의 일내 변동이 오전 중에 비교적 안정되어 있는 점, (2) 강압제 복용의 타이밍이나 효과 발현까지의 시간을 고려했을 경우 강압제 복용 후 오전 중에 급격한 혈압 상승을 초래하기 어렵다고 생각되는 점, (3) 치과 처치 후 지혈 곤란 등의 문제가 발생할 경우 의료기관의 전문 상담을 바탕으로 대처할 수 있는 폭이 넓다는 점 등을 들 수 있다.

그러나 백의고혈압(white coat hypertension)이나 가면고혈압(masked hypertension)을 포함하여 혈압의 변동에는 개인차가 있고 강압제의 종류나 내복 방법도 개별적으로 다르기 때문에 한 사람 한 사람의 병태에 따라 종합적으로 판단할 필요가 있다.

해설

고혈압 환자의 치과 치료에서는 혈압이 비교적 양호하게 조절되고 있는 경우(표 1)라 하더라도 치료 중의 체위, 환자의 불안·긴장, α차단제나 β차단제 등의 강압제와 치과 치료에서 사용하는 에피네프린 함유 국소마취제와의 상호작용 등에 의해 혈압 변동을 일으킬 수 있으므로, 혈압 변동을 의식한 치료를 할 필요가 있다(혈압이 조절되어 있지 않은 경우의 치과 치료에 대해서는 Question 7을 참조하여 치료).

혈압의 일내 변동을 보면 정상혈압인 자, 고혈압 환자 모두 기상 후 상승하고 오전 중에는 비교적 안정된 값을 취하며, 오후부터 취침할 때까지 서서히 저하된 후 수면 중에는 각성 시와 비교하여 10~20% 감소하는 패턴을 보이는 경우가 많다(그림 1a, b). 그러나 고혈압 환자 중에는 백의고혈압이나 가면고혈압(그림 2)으로 대표되는, 보통 때와는 다른 일내 변동을 나타내는 예도 있기 때문에 충분한 문진과 치과 치료 개시 전의 혈압 측정이 중요하다고 생각된다.

고혈압 환자의 강압제 복용 타이밍은 아침 1회인 경우가 많다. 또한 강압제 복용 후 효과 발현에는 약 1시간이 걸리기 때문에 약효의 관점에서 치과 치료는 오전 중, 아침 식사 후 1시간이 바람직하다고 본다. 그러나 환자의 병태에 따라서는 다른 부류(작용 기전)의 강압제를 병용하고 있거나

표 1. 고혈압 환자의 강압 목표(참고문헌 1에서 변형하여 인용)

	진찰실 혈압	가정 혈압
청년, 중년, 전기고령자 환자	140/90mmHg 미만	135/85mmHg 미만
후기고령자 환자	150/90mmHg 미만 [내약성(tolerability)이 있으면 140/90mmHg 미만]	145/85mmHg 미만(기준) (내약성이 있으면 135/85mmHg 미만)
당뇨병 환자	130/80mmHg 미만	125/75mmHg 미만
CKD 환자(단백뇨 양성)	130/80mmHg 미만	125/75mmHg 미만(기준)
뇌혈관장애 환자 관상동맥질환 환자	140/90mmHg 미만	135/85mmHg 미만(기준)

기준으로 나타낸 진찰실 혈압과 가정 혈압의 목표치 차이는 진찰실 혈압 140/90mmHg, 가정 혈압 135/85mmHg가 고혈압 진단기준이기 때문에 이 둘의 차이를 적용한 것이다.

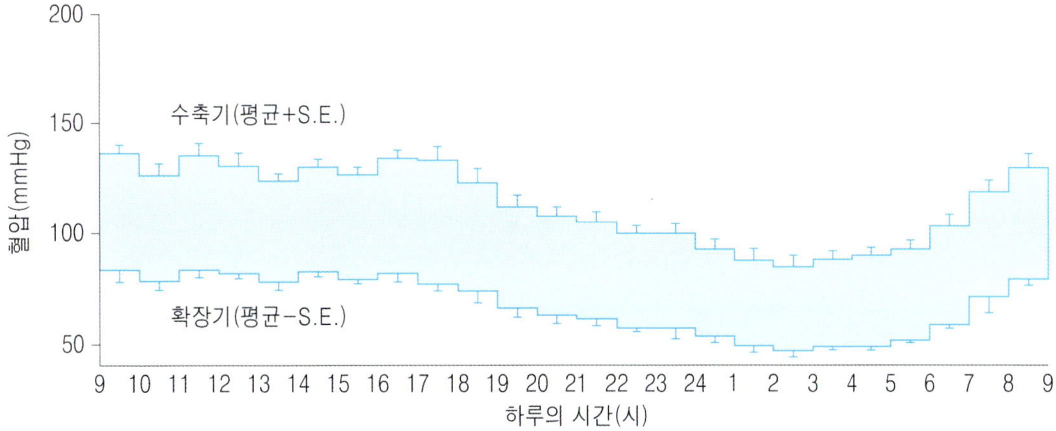

그림 1a. 정상혈압 자의 일일 혈압 변동(참고문헌 2에서 변형하여 인용).

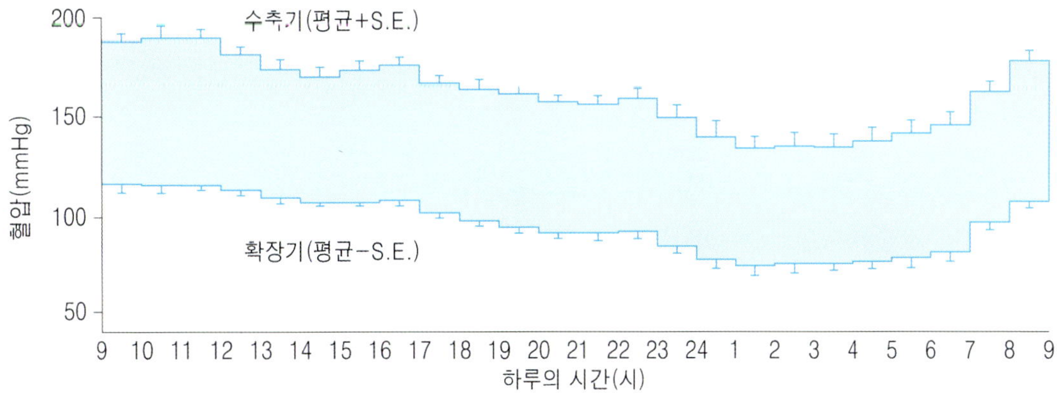

그림 1b. 치료하지 않은 고혈압 환자의 일일 혈압 변동(참고문헌 2에서 변형하여 인용).

복약 시기가 아침-저녁 2회, 아침-점심-저녁 3회, 저녁 식사 후나 취침 전 등 다양한 용법으로 처방되는 경우도 있으므로 처방 내용을 확인한 후 치과 치료 시간대를 결정하는 것이 바람직하다. 또

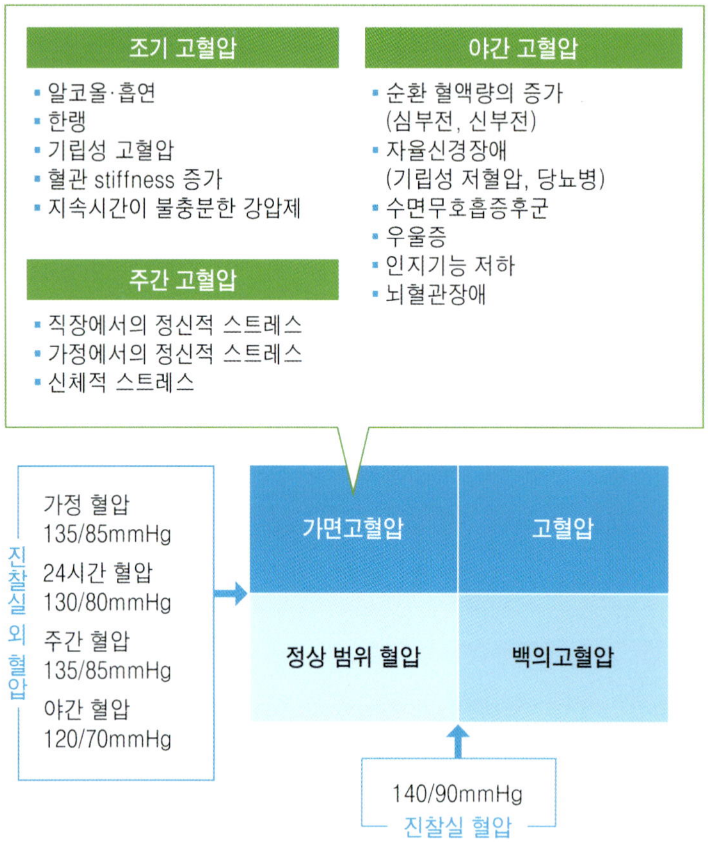

그림 2. 가면고혈압에 포함된 병태와 그 인자(참고문헌 1에서 변형하여 인용).

한 치료 당일에도 강압제를 복용하도록 환자를 지도하고 치료 개시 전에는 복용 여부를 확인하는 것이 중요하다.

참고문헌

1) 日本高血圧学会高血圧治療ガイドライン作成委員会(編): 高血圧治療ガイドライン2014. ライフサイエンス出版, 東京, 2014.
2) Millar-Craig MW, Bishop CN, Raftery EB: Circadian variation of blood-pressure. Lancet, 1(8068): 795-797, 1978.

7 혈압이 조절되지 않은 고혈압 환자의 치과 치료 시 대처법은?

준텐도대학 의학부 치과구강외과 **Mashimo Takayuki** (真下貴之)

고혈압 환자의 치과 치료는 무엇이 위험할까?

고혈압 환자는 치과 치료 시 급격한 혈압 상승으로 급성 장기 장애를 일으켜 생명에 심각한 영향을 미칠 위험이 있다. 이를 고혈압성 긴급증(hypertensive emergency)이라 부르며 고혈압성 뇌증, 뇌출혈, 심부전 등이 해당한다. 국소적인 문제로는 관혈적 처치 시에 출혈이 일어나기 쉽고 지혈이 어려워질 위험성이 있다.

혈압이 조절되지 않은 환자가 오면?

1. 중증도의 평가

우선 초진 시 문진에서 고혈압에 대한 내과적 치료의 기왕이 있는지, 그 밖에 합병증이 있는지를 확인한다. 또 혈압을 측정해서 고혈압의 중증도를 평가한다. 치과에서 처음으로 혈압이 높다는 것을 알았거나 고혈압은 알고 있었지만 방치했던 환자는 치료 전에 내과에 가서 진찰을 받게 하고 혈압조절을 의뢰한다. 내과적 치료 중임에도 불구하고 수축기혈압이 160mmHg 이상인 환자는 주치의의 협조를 받아 혈압조절 상태에 대한 정보를 얻어야 한다.

2. 중증도에 따른 대응

치과에 초진으로 내원하는 환자는 긴급성이 높은 주소인 경우가 많아 초진 때부터 어떤 치료를 해야 할 필요가 있어서, 반드시 처치 전에 내과 자문(대진*)을 우선할 수 없는 경우도 많다. 그러므로 고혈압의 중증도와 위험을 파악한 후 적절한 대응이 요구된다(표 1).

■ 저위험

I 도 고혈압(140~159mmHg/90~99mmHg) 환자는 기초 질환 합병증이 없으면 정상적인 치과

* [역주] 대진(対診): 일본 의료보험제도의 일부로서, 질병 등으로 보험의료기관에서 치료 중인 환자에 대해서 표방하고 있지 않은 진료 과목의 의사에 의한 진료가 필요하다고 판단될 때 담당 의사의 의뢰에 의해 다른 의료기관으로 가서 보험진료를 실시하는 것이다. 우리나라의 진료의뢰제도와 유사하다.

표 1. 고혈압 환자의 위험 계층화 혈압 분류(참고문헌 1에서 변형하여 인용)

		기초 질환 합병증 없음	뇌혈관질환, 심근경색, 협심증, 만성 신장병 등의 합병증 있음
Ⅰ도 고혈압	수축기혈압 140–159mmHg 또는 확장기혈압 90–99mmHg	저위험	중등 위험
Ⅱ도 고혈압	수축기혈압 160–179mmHg 또는 확장기혈압 100–109mmHg	중등 위험	고위험
Ⅲ도 고혈압	수축기혈압 ≧180mmHg 또는 확장기혈압 ≧110mmHg	고위험	고위험

치료가 가능하다.

▪ 중등 위험

Ⅱ도 고혈압(160~179mmHg/100~109mmHg) 환자는 치과 치료 시 위험이 다소 높으므로 단시간 치과 처치에 그친다. Ⅰ도 고혈압 환자라도 합병증이 있을 때는 주의가 필요하다.

▪ 고위험

Ⅱ도 고혈압 환자로 뇌혈관장애나 심장질환, 만성 신장병 등을 합병하고 있는 경우 혹은 Ⅲ도 고혈압(≧180mmHg/≧110mmHg)인 경우는 위험이 매우 높기 때문에 관혈적 처치가 아니더라도 치과 치료는 위험하다. 응급처치만 하고 시급히 내과의사의 진찰을 받도록 권유하거나 대학병원이나 병원 치과에 치료를 의뢰한다.

치과 치료 시의 주의점

일상적인 임상에서는 의료협진을 했다고 해도 혈압조절이 불안정한 환자를 치료해야 하는 경우가 있다. 이때는 혈압 상승의 원인이 되는 불안이나 긴장과 같은 정신적 스트레스와 통증 등의 육체적 스트레스를 충분히 배려하여 치료하는 것이 중요하다.

1. 치료는 오전 중에

혈압의 일내 변동은 오후보다 오전에 비교적 안정되어 있기 때문에 오전 중의 치료가 바람직하다. 또 오전 중이라면 발치 후 출혈 시에도 오후에 병원을 방문하게 하여 대응이 가능하다. 내복약으로 치료 중인 환자는 강압제를 아침 식사 후에 복용하는 경우가 많으므로, 치료일에는 반드시 복용하도록 지도한다.

2. 국소마취를 확실히 한다

환자가 가장 육체적 스트레스를 받는 순간은 치료 중의 통증이다. 국소마취 주삿바늘의 통증은 어느 정도 조절할 수 있지만, 치료 중 통증 자극은 국소마취가 효과를 충분히 내야만 피할 수 있다.

3. 아드레날린의 적절한 투여량

국소마취에 포함된 외인성 아드레날린보다 정신적 스트레스에 의해 분비되는 내인성 아드레날린이 혈압 상승에 더 영향을 준다고 여겨지지만, 아드레날린의 사용량이 혈압 상승의 요인이 될 수 있으므로 적절한 양을 파악해 둔다. 일반적으로 사용되는 1/8만 아드레날린 함유 2% 자일로카인 1 카트리지(1.8mL)에 아드레날린은 22.5μg 함유하고 있다. 여러 가지 설이 있으나 40μg 정도까지는 심혈관계에 거의 영향을 미치지 않는다는 보고가 있으므로 Ⅱ도 고혈압 환자에게는 2개 이내, Ⅲ도 고혈압 환자에서는 1개 이내의 사용이 적당하다.

4. 펠리프레신(felypressin) 함유 마취제 사용은 보조적으로

자일로카인 이외에 펠리프레신 함유 프로피토카인(Propitocaine)(Citanest-Octapressin®)이 널리 사용되고 있으나, 펠리프레신은 아드레날린에 비해 국소혈관 수축작용이 약해서 발치 중에는 출혈에 의해 시야가 나빠지고 발치 후에도 지혈이 곤란해질 수 있다. 또한 마취 효과도 미약하기 때문에 수술 중 통증 조절이 어려워져서 오히려 고통을 주게 되어 혈압을 상승시켜 버리는 예도 적지 않다. 우선 적절한 양의 아드레날린 함유 마취제를 사용하고, 추가로 마취가 필요할 때 보조적으로 펠리프레신 함유 마취제를 사용할 것을 필자는 권장하고 있다.

5. 모니터링과 혈압 변동에 대한 적절한 대응

처치 동안에는 혈압, 맥박 및 경피적 동맥혈산소포화도(SpO_2)를 측정하는 것이 바람직하다. 혈압은 5분 간격으로 측정하고 치료 지속 여부에 대해 항상 주의를 기울인다. 수축기혈압 160~180mmHg일 때는 각별한 주의가 필요하고 언제든지 처치를 중단할 수 있는 태세를 취해야 한다. 수축기혈압이 180mmHg 이상으로 상승하였을 경우 즉시 처치 중단 후 앉은 자세 또는 반 앉은 자세에서 안정을 유지시키고, 혈압이 내려가는 즉시 치료를 재개한다. 180/120mmHg 이상이며 두통, 현기증, 경련, 구토, 의식장애 등이 동반되면 고혈압성 긴급증이 의심된다. 119에 연락하거나 긴급대응이 가능한 의료기관에 연락하여 지시를 받을 필요가 있다.

참고문헌

1) 日本高血圧学会高血圧治療ガイドライン作成委員会: 高血圧治療ガイドライン2014. ライフサイエンス出版, 東京, 2014.
2) 椙山加綱, 西田百代: 改訂新版 有病高齢者歯科治療のガイドライン 上. クインテッセンス出版, 東京, 2013.
3) 金子 譲, 福島和昭, 原田 純, 嶋田昌彦, 一戸達也, 丹羽 均: 第7版 歯科麻酔学. 医歯薬出版, 東京, 2017.

Question

8 왜 만성 신장병 환자는 치주질환이 악화되기 쉬울까?

준텐도대학 의학부 부속 우라야스병원 신장고혈압내과 **Honda Daisuke** (本田大介)

최근 만성 신장병(chronic kidney disease; CKD) 환자에서 건강한 사람보다 치주질환의 유병률이 높거나 중증임을 나타내는 보고가 있었다. 2005년 Saremi 등[1]에 의해 CKD와 치주질환의 관련성을 조사한 최초의 연구가 이루어졌으며, CKD 환자에서의 치주질환 이환율은 정상인에 비해 유의하게 높다고 보고되었다. 이는 일반 3대 사망 원인이 악성종양, 심장질환, 뇌혈관질환인 반면 CKD가 진행되어 말기신부전(end-stage kidney disease; ESKD)에 이른 투석 환자 사망 원인의 제1위가 감염증인데, 이것은 신장기능 저하자에서 면역력 저하, 저영양, 신성 빈혈 등에 의해 감염의 감수성이 높아지기(이감염성) 때문이라고 할 수 있다.

또한 신장기능의 저하에 의해 칼슘대사를 담당하는 비타민D의 활성화 장애가 일어나 저칼슘혈증(hypocalcemia)을 일으키고, 인의 배설 저하에 따라 고인혈증(hyperphosphatemia)이 된다(CKD에 수반하는 골·미네랄 대사이상, CKD-mineral and bone disorder; CKD-MBD). 이들은 턱뼈를 포함한 전신의 골밀도 저하, 골대사 회전 저하, 골질 악화와 같은 골병변을 일으킨다. 치주질환은 플라크 속 치주병원균에 의해 유도된 치주조직의 만성 염증이며 특히 치주염은 치조골의 흡수를 특징으로 하는데, CKD-MBD의 영향에 의해 고빈도로 발병하거나 중증화되는 것으로 생각된다[2].

1. 이감염성(increased susceptibility to infection)에 의한 영향

다음과 같은 기전으로 이감염성이 초래되어 치주질환 악화의 한 요인이 된다.

① 신기능 장애가 진행됨에 따라 신장에서 생성되는 조혈호르몬인 erythropoietin의 분비가 저하되면서 빈혈이 진행되어 쉽게 감염되는 한 요인이 된다.

② 2000년에 Stevinkel 등[3]에 의해 malnutrition, inflammation and atherosclerosis(MIA) 증후군이라는 개념이 제창되었다. 이는 투석 환자에서 저영양이나 염증, 동맥경화가 각각 밀접하게 관련되어 생체 내 전달물질인 사이토카인을 통해 상승적 악순환에 빠지고 쉽게 감염되는 등 생명 예후와 강하게 관련된다는 것이다.

③ 1955년에 Hume 등[4]이 ESKD 환자의 면역력 저하에 대해 보고한 이후 수많은 연구가 이루어져 왔다. 특히 CKD 환자에서는 림프구 수의 감소나 림프구의 기능 저하 등의 세포성 면역 저하가 보고되고 있어 쉽게 감염되는 한 요인이 된다.

2. CKD-MBD에 의한 영향

CKD-MBD에 의한 치조골흡수가 치주질환 악화의 한 요인이 되는데, 자세한 내용은 다음 항의 '만성 신장병 환자에서 치조골의 골량이 쉽게 감소되는 이유는 무엇일까?'에서 기술하고 있다.

3. 당뇨병성 신증에 의한 영향

현재 일본에서 혈액투석 환자의 투석 도입에 이르는 원인 질환의 제1위는 당뇨병이다. 2005년 Saremi 등[1]이 실시한 CKD와 치주질환의 관련성을 조사한 최초의 연구는 당뇨병 환자를 대상으로 한 연구였다. 투석 환자 중에서도 특히 당뇨병성 신증 환자에서 치주질환이 현저하게 진행되고 있다는 보고가 지금까지 많이 이루어졌다. 이것은 CKD뿐만 아니라 당뇨병에 의해서도 치조골의 흡수가 더 일어나고, 추가 생체방어기능의 저하에 의해 감염성이 조장되며, 미소혈액순환장애가 치주조직의 혈행 불량을 일으키기 때문에 건강한 사람보다 치주질환이 악화되는 것으로 생각된다[5].

4. 타액량의 변화나 구강건조의 영향

CKD·혈액투석 환자에서 타액선의 위축이나 변성에 의한 타액 분비의 억제, 요독증성 말초신경장애·수분 섭취 제한·투석 시의 수분 제거로 인한 갈증 중추의 자극에 의해 발생하는 구강건조는 치주질환의 이환율을 높이는 것으로 생각된다. 당뇨병성 신증을 원인 질환으로 하는 투석 환자에서는 당뇨병의 임상 증상의 하나인 구강건조증이 있어 치주질환을 한층 더 악화시킬 가능성이 높다. 이들은 당뇨병 관련성 치주염으로 불리며, 통상의 만성 치주염에 비해 잇몸의 염증이나 치조골 흡수가 현저하고 치주농양이 빈발하며 치료를 반복해도 잘 낫지 않는다는 특징이 있다[6].

5. 치석 침착에 의한 영향

타액 분비의 억제나 구강건조뿐만 아니라 CKD-MBD에 수반되는 칼슘 대사이상에 의해 치석 침착이 현저히 나타나 치주질환 악화의 요인이 된다.

6. 출혈 경향에 의한 영향

CKD·혈액투석 환자는 혈소판의 응고능·점착능의 저하에 의해 출혈 경향이 나타나며, 이것이 치주질환 악화의 요인이 된다.

7. 약제에 의한 영향

칼슘길항제(주로 Nifedipine 제제)를 사용하고 있는 고혈압 환자나 면역억제제(주로 Ciclosporin 제제)를 사용하고 있는 신이식 환자는 부작용으로 잇몸증식증이 발병하는 경우가 있다. 또한 이들의 병용으로 잇몸증식증의 발병 빈도 및 중증도가 증가한다. 잇몸증식증의 발병 빈도는 각각 10~30% 및 25~30%로 보고되었다[5].

이와 같이 CKD 환자는 치주질환이나 우식, 구강건조증, 치아맹출 지연, 치수의 석회화, 치아의 저형성, 타액선 pH의 변화, 미각이상 등 구강 내에 많은 문제를 안고 있어 구강 관리의 중요성이 지적되고 있다. 향후에 신기능 장애·CKD와 치주질환의 관련성을 연구한 추가 보고를 기대한다.

참고문헌

1) Saremi A, Nelson RG, Tulloch-Reid M, et al.: Periodontal disease and mortality in type2 diabetes. Diabetes Care, 28: 27-32, 2005.
2) 岩崎正則, 安細敏弘: 歯周病と慢性腎臓尿. 九州歯会誌, 69(3): 47-54, 2015.
3) Stenvinkel P, Heimburger O, Lindholm B, et al.: Are there two types of malnutrition in chronic renal failure? Evidence for relationships between malnutrition, inflammation and atherosclerosis(MIA sundrome). Nephrol Dial Transplant 15: 953-960, 2000.
4) Hume DM, Merrill JP, Miller BF, et al.: Experience with renal homotransplantation in the human: report of nine cases. J Clin Invest, 34: 327-382, 1955.
5) 山崎 諭: 歯周病と慢性腎臓病との関連. Prog Med, 30: 2815-2818, 2010.
6) 永田俊彦: 歯周病の診断, 対策, 治療(腎機能障害患者, 透析患者を含む). 腎と透析増刊号 糖尿病と腎疾患 2015, 78: 367-372, 2015.

Question

9 만성 신장병 환자에서 치조골의 골량이 쉽게 감소되는 이유는 무엇일까?

준텐도대학 네리마병원 신장고혈압내과 Io Hiroaki (井尾浩章)

2012년 일본투석의학회에서 발표한 "만성 신장병으로 인한 골·미네랄 대사이상의 진료 가이드라인"[1]의 내용에는 '골의 통증, 반복되는 병적 골절, 골절 치유의 지연 등 치료 개입이 필요한 골 증상이 있으며 그 원인을 다른 수단으로 규명하는 것이 곤란한 경우에는 골생검의 적용을 고려한다'라는 문구가 있다. 그러나 만성 신장병 환자에서 치조골의 골량이 쉽게 감소되는지에 대해서는 제대로 된 보고가 없어 논하기 어렵기 때문에 기존에 보고된 것과 투석요법 환자에서 볼 수 있는 치아·구강 병변의 경험을 바탕으로 설명하겠다.

투석 환자의 구강 증상

1. 치아의 변화

지금까지 투석 환자 치아의 특징적 변화로서, 에나멜질의 실질 결손(dental erosion)이나 치수 내 석회화의 보고가 있다[2-4]. 만성신부전의 보존기나 투석 도입기에는 신장병에 대한 치료가 우선되므로 구강 전체가 불결해지는 경우가 많으며 미치료 치아도 볼 수 있다. 우식치의 증가 경향은 일반 환자에 비해 높은데 그 원인은 타액 분비 기능의 저하에 따른 구강 자정작용의 저하와 구강 청소의 불량에 의한 2차적 변화로 생각되고 있다. 고령자의 치아 상실은 치주질환을 진행시키며, 연령에 따른 생리적 골 변화나 골다공증 등의 골·미네랄 대사이상(mineral bone disease; MBD)에 의해 치아를 지지하는 뼈를 취약하게 하는 것으로 생각된다.

2. 턱뼈의 변화

Johnson 등[5]은 만성신부전 장기(長期) 투석요법 환자의 MBD에서 골막하 흡수, 관절 주변 골의 흡수 및 연조직에서의 석회화가 일어난다고 보고하였고, Doyle[6]은 골다공증과 유사한 골병변이 발생한다고 보고하였다. 이러한 골병변은 이차성 부갑상선기능항진증에 의해 2차적으로 발병하는 것으로 생각되며 섬유성 골염(osteitis fibrosa)형, 비타민D 활성화 장애에 기초한 골연화증

(osteomalacia)형, 혼합(mixed lesion)형의 3형으로 분류되고 있다[7]. 사지의 장골과 마찬가지로 턱뼈에 있어서도 골막하 흡수, 낭포의 형성 등의 골병변이 나타난다.

치아와 턱뼈를 중심으로 한 악구강 영역에서 발생하는 경조직 변화에 대해서는 각종 뼈 파라미터와 비교 검토하여 보고되었다[8]. 영상 진단에 의한 평가에서는 턱뼈 전체의 간유리(ground glass) 변화와 하악골 하연의 피질골 폭의 협소화뿐만 아니라, 치조골에서는 치조백선(lamina dura)의 손실이나 현저한 치근흡수, 근첨부 주변 악골의 낭포 모양 변화를 볼 수 있다. 특히 치과용 방사선사진이나 파노라마 방사선사진으로 치조백선 소실의 정도를 지수화한 치조백선지수(lamina dura index; LDI)[9]와 골 신티그래피(bone scintigraphy)에 의한 두개골과 하악골 등의 관심 영역(region of interest)으로의 집적 증강이 특징이며, 골 대사기능을 잘 반영하고 있는 것으로 보고되고 있다[10]. LDI와 골 신티그래피 결과는 부갑상선절제술 후 효과 판정이나 객관적 지표로 유용하다고 생각된다. MBD에 대한 임상검사로는 혈청칼슘, 무기인, ALP, PTH-C의 측정이 있고, microdensitometry(MD법)과 dual energy x-ray absorptiometry(DEXA)에 의한 골밀도 측정 등의 화상 진단은 재현성이 높다고 여겨진다[5-7].

3. 관절돌기의 변화

턱관절의 형태적 변화로 관절 돌기부 표면의 뼈흡수·평탄화(flattening)·불규칙 흡수 등의 특징적인 변화가 일어난다고 보고되고 있다[11-13]. 이러한 변화는 넓은 의미의 턱관절증의 원인이 되어 부정교합이나 턱관절의 통증을 일으키는 것으로 생각된다. 노인 투석 환자에서 이러한 변화는 더욱 촉진될 것으로 보이지만 장기적인 골변화의 관찰은 곤란하다. 수근관(carpal tunnel)이나 사지 관절과 마찬가지로 턱관절에도 아밀로이드(amyloid)가 침착하는 것으로 생각된다[14].

4. 악골 골수염의 합병

투석 환자의 악골 골수염 감염은 세포성 면역기능의 저하가 배경에 있고, 치아 감염증으로부터의 이행이나 구강 내에 명확한 감염원이 확인되지 않아서 혈행 감염에 의한 것으로 생각되는 것이 있다[15]. 당뇨병성 신부전 환자에서 션트 부위 천자 시의 감염률은 비당뇨병 환자보다 유의하게 높고, 천자 시 감염 징후가 가벼워도 패혈증이나 원격 부위 감염을 초래할 수 있다[16]. 하악골 어금니 부분은 악골 골수염의 호발 부위이며 MBD의 영향을 조기에 받는 것으로 생각된다. 그 이유는 하악골의 혈류가 상악골이나 다른 장골에 비해 적은 것에 기인한다고 생각된다. 하악골의 혈관 지배는 하치조동맥이 주가 되고, 턱동맥보다 분지 후에 급속히 가늘어져 하악골에 분포하기 때문에 혈류가 정체되기 쉬워서 일단 염증이 생기면 치료하기 어렵다. 또한 신부전의 진행에 따라 MBD에 의한 섬유성 골염 등 골이상이나 동맥경화에 의해 염증의 확대가 쉽다고 생각된다[17,18]. 투석의와의 협조를 긴밀히 하고, 골수염 발병이 우려되는 경우에는 조기에 진단과 치료를 할 필요가 있다.

투석 환자에 대한 악구강 영역의 합병증에 관해 정리된 보고서는 거의 없어 기존의 보고를 참고로 하였다[19]. 환자 개개인의 상황이 다르기 때문에 발치 등의 관혈적 치료가 필요한 경우에는 투석의와의 긴밀한 협진에 의한 정보교환이 필요하다고 생각한다.

참고문헌

1) 日本透析医学会: 慢性腎臓病の伴う骨·ミネラル代謝異常の診療ガイドライン. 日本透析医学会雑誌, 45(4): 301-356, 2012.
2) 加藤譲治: 腎不全患者における歯科的異常. 腎と骨代謝, 1: 273-285, 1988.
3) Hutton CE: Intradental lesions and their reversal in a being treated for end-stage renal disease. Oral Surg, 60: 258-261, 1985.
4) 永田俊彦: 歯周病と腎臓病との関連. 医学のあゆみ, 232(3): 190-193, 2010.
5) Johnson C, Benjamin G, Kingsburg CF: Roentogenographic manifestations of chronic renal disease treated by periodic haemodialysis, Am J Roent, 101: 915-926, 1967.
6) Doyle FH: Radiologic assessment of endocrine effects on bone. Radiol Clin North Am, 5: 289-301, 1967.
7) 笠井健司, 川口良人: 臨床症状と診断, 透析患者の骨病変—その見方と考え方. 前田貞亮, 平沢由平, 他(編), 日本メディカルセンター, 東京, 1986: 69-85.
8) 又賀 泉, 尾崎守男, 加藤譲治, 他: 透析療法患者における顎骨の変化, 北陸中央病院症例の検討. 腎と 骨代謝, 2: 223-232, 1989.
9) 土持 眞, 山中宣男, 又賀 泉, 他: 腎不全透析療法患者における口腔症状その2: 歯槽硬線の検討. 日本 口腔外科学会雑誌, 29(11): 1890-1900, 1983.
10) 土持 眞, 加藤譲治, 鈴木正司, 他: 透析患者における副甲状腺摘出術の効果の骨シンチグラフィーによる検討. 腎と骨代謝, 1: 301-314, 1988.
11) Dick R, Jones DM: Temporo-mandibular joint changes in patients undergoing chronic haemodialysis Clinical Radiol, 24: 27-76, 1973.
12) 角南次郎, 三好憲裕: 腎性骨異栄養症患者の両側下顎頭に生じた高度変形症の1例. 日本顎関節学会雑誌, 3(2): 353-358, 1991.
13) 田中 彰, 又賀 泉, 岡田康男, 他: 顎関節における透析性骨症が疑われた長期透析患者の2例. 腎と骨代謝, 10: 437-442, 1997.
14) Marx RE, Cillo Jr JE, Broumand V, et al.: Outcome analysis of mandibular condylalr replacements in tumor and trauma reconstruction: A prospective analysis of 131 cases with long-term follow-up. J Oral Maxillofac Surg, 66: 2515-2523, 2008.
15) 新藤潤一: どうコントロールするか透析患者の感染症. 臨床透析, 25(1): 99-104, 2009.
16) 大平整爾, 阿部憲司: ブラッドアクセストラブルの予防と対策. 前田貞亮(監), 吉川隆一, 中尾俊之, 渡邊有三(編): 糖尿病と透析療法 第1版. 日本メディカルセンター, 東京, 1990: 238-243.
17) Ogi K, Miyazaki A, Abe M, et al.: A case of extensive mandibular osteomyelitis in a patient receiving hemodialysis. Asian J Oral Maxillofac Surg, 22: 233-237, 2010.
18) Ersoy FF: Osteoporosis in the elderly with chronic kidney disease. Int Urol Nephrol, 39: 321-331, 2007.
19) 又賀 泉: 血液透析中患者における顎口腔領域の合併症と歯科治療. 日本老年歯科医学会, 25(4): 402-405, 2011.

Question

10 인공투석 후에 관혈적 치과 처치를 해도 될까?

의료법인사단 SHOWAKAI 이케가미종합병원 신장내과 **Kanda Reo** (神田怜生)

유지투석(maintenance dialysis) 환자에서는 혈소판(응고)기능 저하, 체액 과잉, 이감염성 등이 있기 때문에 출혈 경향이나 창상치유의 지연이 우려된다. 혈액투석에서는 항응고제로서 헤파린나트륨을 사용하는 경우가 많은데다, 말기신부전의 원인 질환인 당뇨병성 신증이나 신경화증 등의 전신 혈관 합병증(허혈성 심질환, 뇌혈관질환, 말초순환장애 등)의 빈도가 높아 항응고제나 항혈소판제를 복용하고 있는 환자도 적지 않다. 이러한 이유로 출혈의 위험성이 높을 것으로 예상되나 일본에서 유지투석 환자의 치과 처치에 대한 검토는 충분히 이루어지지 않았다.

유지투석 환자의 관혈적 치과 처치 전의 평가와 대책

1. 항응고제와 항혈소판제

항응고제나 항혈소판제의 중지에 의한 혈전·색전증 발병의 위험성 때문에 일본순환기학회의 "순환기 질환에서의 항응고·항혈소판 요법에 관한 가이드라인"에서는, 최적 치료 영역으로 PT-INR값을 관리한 후 항응고제인 와파린칼륨 내복하에서의 발치를 권장하고 있다[1]. 와파린칼륨의 권장 치료 영역은 PT-INR값 2.0~3.0이며, 일본인의 비판막성 심방세동(non-valvular atrial fibrillation) 환자 중 70세 이상의 노인은 PT-INR값 1.6~2.6으로 관리되고 있다. 따라서 일본인의 최적 치료 범위는 PT-INR값 1.6~3.0이면 와파린칼륨을 계속 사용하면서 치과 처치가 가능할 것으로 생각된다.

또한 이 가이드라인에서는 항혈소판제에 대해서 대수술 시 아스피린, 티클로피딘(Ticlopidine) 염산염은 10~14일 전, 클로피도그렐(Clopidogrel) 황산염은 14일 전, 실로스타졸(Cilostazol)은 3일 전부터 중지하도록 권장하고 있다. 그러나 관혈적 치과 처치에 대해서는 항혈소판제 지속하에서도 심각한 출혈성 합병증이 발병할 위험이 적다는 것이 "과학적 근거에 기초한 항혈전요법 환자의 발치에 관한 가이드라인"에서도 제기되어 있다[2]. 또한 투석 시 사용되는 항응고제인 헤파린나트륨은 반감기가 약 0.67시간이므로 관혈적 치과 치료에서 출혈성 합병증을 일으킬 위험은 매우 낮다고 생각된다(표 1).

표 1. 항응고제·항혈소판제 투여 중지 기간의 기준

약품명	투여 중지 기간
헤파린나트륨(Heparin sodium)	프로타민(protamine)으로 중화 가능
달테파린나트륨(Dalteparin sodium)	프로타민으로 중화 가능
와파린칼륨(Warfarin potassium)	5일 전. 긴급 시 비타민K 정주
아스피린	10–14일 전
티클로피딘(Ticlopidine) 염산염	10–14일 전
클로피도그렐(Clopidogrel) 황산염	14일 전
실로스타졸(Cilostazol)	3일 전
이코사펜트산에틸(Ethyl icosapentate)	7–10일 전
베라프로스트나트륨(Beraprost sodium)	2–3일 전
리마프로스트알파덱스(Limaprost alfadex)	1일 전
사르포그렐레이트(Sarpogrelate) 염산염	1–2일 전
디피리다몰(Dipyridamole)	1–2일 전
클로피도그렐·아스피린 함유	14일 전
프라수그렐(Prasugrel)	14일 전

2. 투석 시기

수술에 대비한 투석 시기에 명확한 기준은 없지만, 체액 과잉이면 창상부가 이개되기 쉬운 것으로 생각된다. 신부전에서는 혈소판기능 저하나 창상치유의 지연, 이감염성, 체액 과잉, 선해실 이상을 초래하기 쉽기 때문에 수술 전에 충분한 투석과 영양의 개선을 실시해서 dry weight(몸속의 수분이 적정한 상태)를 목표로 하여 체액을 관리하는 것이 바람직하다. 또한 출혈성 합병증이 나타나고 수혈이 필요해질 가능성도 부정할 수 없음을 고려하면 투석 후의 혈청칼륨은 4.0mEq/L 이하를 목표로 하는 편이 좋다고 생각된다(표 2). 수술 전 투석은 수술 전날이 기본이다.

유지투석 환자는 건강한 신장과 비교할지라도 충분한 투석을 하고 있으면 특별한 출혈 경향이 나타나는 경우는 많지 않다. 관혈적 치과 처치에서의 출혈의 원인은 국소의 염증이나 치과 처치 시 주위조직의 손상, 부적절한 국소 처치 등이다. 급성 염증이 동반될 경우에는 사전에 소염 처치를 하는 것과 염증성 육아조직을 충분히 절제하는 한편 처치는 저침습으로 하는 것이 바람직하며, 항

표 2. 수술 전 보정 목표치

혈청칼륨	3.5-4.0mEq/L
중탄산 농도	20mEq/L
헤모글로빈	10-11g/dL
혈청알부민	3.0-3.5g/dL
Dry weight	참고치: 심흉곽비(cardiothoracic ratio) 50% 이하(여성은 53% 이하) 시의 체중

균제나 소염진통제에 의한 수술 후의 엄격한 관리도 중요하다. 또한 국소 지혈 방법으로는 산화 셀룰로오스 면 또는 젤라틴 스펀지 등의 지혈제나 봉합, 압박 외에 지혈 스플린트를 사용한다.

한편 4치아 이상 다수 치아의 발치나 다수 치아에 걸친 난발치 등으로 수술 중 또는 수술 후 출혈이 중등도가 될 수 있는 침습적인 구강외과 수술에서는 투석의 및 타과 담당 의사와 상담하여 프로타민에 의한 헤파린의 중화나 항응고제·항혈소판제의 중지, 입원에 의한 신중한 출혈 관리를 검토하는 것이 바람직하다.

참고문헌

1) 日本循環器学会, 他: 循環器疾患における抗凝固·抗血小板療法に関するガイドライン(2009年改訂版). http://www.j-circ.or.jp/guideline/pdf/JCS2009_hori_h.pdf
2) 日本有病者歯科医療学会, 日本口腔外科学会, 日本老年歯科医学会(編): 科学的根拠に基づく抗血栓療法患者の抜歯に関するガイドライン 2015年改訂版. 学術社, 東京, 2015.

11 '당뇨병연휴수첩'이란?

의료법인사단 SEIKOUKAI 타니모토의원 **Tanimoto Mitsuo** (谷本光生)

당뇨병연휴(連携)수첩이란 다직종이 제휴해서 당뇨병 환자를 지원하는 것을 목적으로 일본당뇨병협회가 전국 의료기관에 무료로 배포하고 있는 수첩이다. 2016년 발행한 개정 제3판에서는 치과 기재 항목이 대폭 확충되어 치과 협진을 보다 중시하고 있다.

해설

치주 치료에 의한 혈당 개선 효과에 대해서, 일본당뇨병학회에서 펴낸 "당뇨병 진료 가이드라인 2016" 및 일본치주병학회에서 펴낸 "당뇨병 환자에 대한 치주 치료 가이드라인 개정 제2판" 모두 치주 치료에 의해 혈당이 개선될 가능성이 있으므로 치료가 권장된다고 하였다(모두 권장 등급 B)[1,2]. "당뇨병 진료 가이드라인 2016"에서는 '메타 분석에서 해석 대상으로 삼은 문헌의 차이는 있지만, 공통적으로 치주 기본치료(주로 스케일링·치근활택술) 시술 후에 HbA1c가 0.38~0.66% 저하하는 것으로 나타났다', '본 가이드라인에서는 당뇨병 환자에 대한 치주 치료를 권장하고 있으며, 이것은 일본치주병학회 가이드라인과 견해가 일치하고 있다'고 기재되어, 치과와의 제휴를 바탕으로 하는 가이드라인이 제시되어 있다.

또한 2016년의 치과 진료수가 개정에서 새롭게 '치주질환 처치(당뇨병이 있는 환자에게 사용하는 경우)'[약칭: P처(당)]가 등재됨에 따라 의과와 치과의 협진이 보다 중시되고 있다[P처(당)을 의료비명세서*에 청구하는 경우에는 당뇨병 환자를 소개한 원 의료기관 명칭의 기재 필요]. P처(당)에 대한 자세한 내용은 본서 Question 5를 참조하기 바란다.

이번에 개정 제3판이 되는 당뇨병연휴수첩(그림 1)은 Nomiyama Takashi 편집위원장(후쿠오카대학 의학부 내분비·대사내과)을 중심으로 한 당뇨병 전문의에 의해 대폭적인 개정이 이루어져, 치과 협진의 중요성을 보다 더 반영하였다. 지금까지 치과의사가 기재하는 치과 정보란은 치주질환 중증도를 주로 한 4항목뿐(그림 2)이었으나 개정 제3판에서는 14항목까지 확충되었다(그림 3).

* [역주] 의료비명세서(리셉트): 환자가 받은 의료행위에 대해 병원이나 진료소 등의 의료기관이 보험자(지방자치단체, 건강보험조합 등) 및 가해자 측의 자동차 보험에 청구하는 의료비이다.

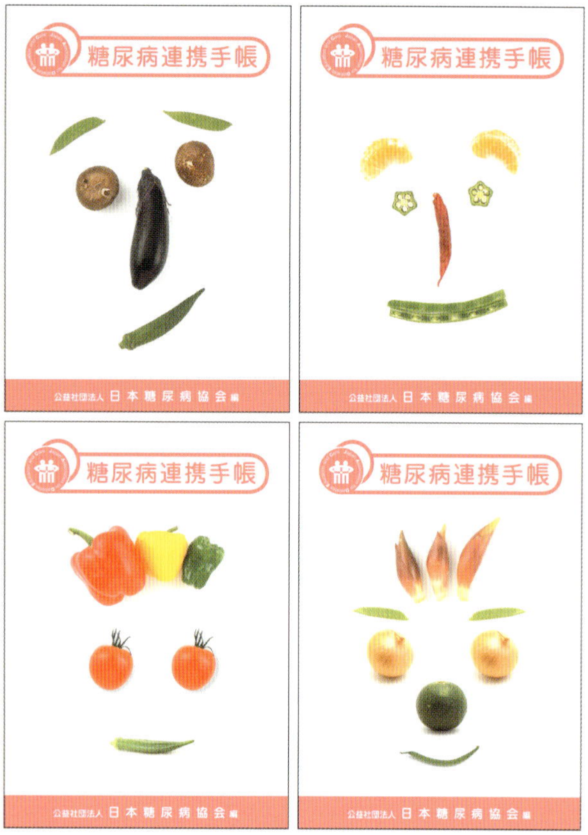

그림 1. 당뇨병연휴수첩(개정 제3판)[공익사단법인 일본당뇨병협회 홈페이지(https://www.nittokyo.or.jp/)에서 옮겨 실음. 그림 2, 3도 동일].

치주질환				
	검사일	/	시설	
	없음 · 경증 · 중등증 · 중증			
	다음 진찰	개월 후		

그림 2. 당뇨병연휴수첩 치과 정보란(제2판).

치과		
	시　　설	
	치과의사	
	검 사 일	/　　/
	치주질환	없음 · 가벼움 · 중간 · 중함
	구강 청결	양호 · 보통 · 미흡
	출　　혈	없음 · 때때로 · 있음
	구강건조	없음 · 있음
	저 작 력	문제 없음 · 문제 있음
	현재 치아	(　　　)치
	임플란트	없음 · 있음
	의　　치	없음 · 있음
	소견의 변화	개선 · 없음 · 악화
	다음 진찰	개월 후
	비　　고	

그림 3. 당뇨병연휴수첩 치과 정보란(개정 제3판).

당뇨병 환자가 치과 진료를 받는 경우나 치과 통원 중인 환자가 당뇨병으로 진단된 경우에는 당뇨병연휴수첩을 효과적으로 활용하여 다직종 협진을 도모하는 것이 바람직하다.

참고문헌

1) 日本糖尿病学会(編): 糖尿病診療ガイドライン2016. 南江堂, 東京, 2016.
2) 日本歯周病学会(編): 糖尿病患者に対する歯周治療ガイドライン 改訂第2版. 医歯薬出版, 東京, 2015.

12 항혈소판제·항응고제 복용 환자에 대한 치과 치료 시 주의점은?

준텐도대학 의학부 부속 시즈오카병원 신장내과 Shimizu Yoshio (清水芳男)

항혈소판제·항응고제란?

항혈소판제·항응고제는 혈관 내에서 혈전 형성을 억제하는 항혈전 약물이다.

1. 치과 치료에 있어서 항혈소판제·항응고제의 자리매김

치과 치료용 약제로 사용되는 것이 아니라, 이 약을 복용 중인 환자를 치료할 때 적절한 취급이 요구된다는 것이다.

2. 항혈소판제와 항응고제의 사용

혈류가 빠른 동맥에서의 혈전 형성은 혈소판의 활성화가 주된 원인이기 때문에 동맥 내 혈전의 억제에는 항혈소판제가 사용된다. 한편 유속이 느린 심방 내나 정맥 내의 혈전증 예방에는 항응고제가 투여된다.

3. 항혈소판제의 종류·적응

현재 출시되고 있는 주요 항혈소판제는 아스피린(Bayaspirin®), Clopidogrel(Plavix®), Ticlopidine(Panaldine®), Cilostazol(Pletaal®), Prasugrel(Efient®)의 5종류이다.

■ 허혈성 관상동맥질환

급성 관상동맥증후군(acute coronary syndrome; ACS)은 비ST 상승형 ACS/불안정 협심증(unstable angina pectoris; UAP), ST 상승형 ACS, 허혈성 심장돌연사로 분류되며, 관상동맥 플라크의 파탄과 침식, 그것에 이은 혈전 형성에 의한 관상동맥 폐색이 원인이다.

허혈성 심질환의 항혈전요법의 목적은 (1) 안정 허혈성 심질환의 ACS 발병 방지, (2) ACS에 대한 치료, (3) 관상동맥 인터벤션(percutaneous coronary intervention; PCI) 후의 혈전 예방(2차 예방)이다[1]. 치과 치료에서 문제가 되는 것은 (1)과 (3)의 치료를 받고 있는 환자로 생각된다(표 1).

표 1. 허혈성 심질환의 항혈전요법의 목적

(1) 안정 허혈성 심질환의 ACS 발병 방지	ACS의 병력이 없는 만성 안정 허혈성 심질환 환자에 대한 ACS 예방약으로 아스피린의 소량 투여가 이루어진다. 클로피도그렐은 아스피린 불내증(aspirin intolerance) 사례에 한하여 투여를 검토해야 한다[1,2].
(2) PCI 후의 ACS 2차 예방	현재의 PCI에서는 약제 용출 스텐트(drug-eluting stent; DES)의 사용이 대부분을 차지하고 있다. 관상동맥질환에 대한 DES 이식 후 환자에게는 스텐트 혈전증의 예방을 위해 아스피린+티에노피리딘계(클로피도그렐, 프라수그렐, 티클로피딘) 병용의 DAPT(dual antiplatelet therapy)가 표준치료이다. 그러나 티클로피딘은 부작용 때문에 잘 사용되지 않는다. DAPT의 지속기간은 12개월 이상이 권장되지만 출혈 및 스텐트 혈전증 위험 정도에 따라 주치의의 판단에 맡기고 있다. DAPT 종료 후에는 아스피린이 영속적으로 투여된다[3].

▪ 비심원성 뇌경색(noncardiogenic cerebral infarction)

혈소판 활성화에 의해 동맥에서 발생하는 죽상 혈전성 뇌경색과 열공성(라쿠나) 뇌경색(lacunar infraction) 등의 비심원성 뇌경색에서는 아스피린 내지 클로피도그렐이 사용된다. 일반적으로 고위험 환자에게는 클로피도그렐이 사용된다. 티클로피딘은 부작용 때문에 사용 예가 감소하고 있다. 실로스타졸은 혈관 확장 효과가 있고 라쿠나 경색에 효과가 높기 때문에 두개 내 혈관 협착과 세동맥경화를 갖는 증례에 효과적인 것으로 알려져 있다[4].

4. 항응고제의 종류와 적응

시판되고 있는 주요 항응고제는 와파린(Warfarin®)과 경구용 항응고제(direct oral anti-coagulant; DOAC)인 Dabigatran(Prazaxa®), Rivaroxaban(Xarelto®), Apixaban(Eliquis®), Edoxaban(Lixiana®)이다.

▪ 심원성 뇌경색(cardiogenic cerebral infarction)

심원성 뇌경색은 부정맥(심방세동)으로 혈액이 가득 찬 심방 내 등의 쉐어 스트레스가 낮은 환경에서 응고인자가 활성화되어 발생하기 때문에 그 예방에는 항응고제가 사용된다. $CHADS_2$ 점수(표 2) 2점 이상의 비판막성 심방세동 환자에게는 지금까지 와파린 치료를 실시하는 것이 권장되고 있었다. 최근 DOAC가 출시되어 $CHADS_2$ 점수 1점에서 Dabigatran, Apixaban이 추천, Rivaroxaban, Edoxaban은 고려 가능, 2점 이상인 경우는 모든 DOAC가 추천되었다[5,6]. 두개 내 출혈의 위험이 와파린에 비해 낮기 때문에 동등한 수준 이상의 적응이 있는 경우에는 DOAC가 와파린보다 바람직하다고 여겨진다[6].

DOAC는 현재 4종이 시판되어 있지만, 각각의 특징을 가지기 때문에 환자의 뇌경색 발병 위험이나 출혈 위험, 신장기능, 규칙적 복약 태도(adherence) 등을 고려하여 선택된다. 류마티스성 승모

표 2. $CHADS_2$ 점수(심방세동 환자에서 뇌졸중 발병 위험을 평가하는 점수에서 각 평가 항목의 점수를 합산)

C	Congestive heart failure/LV dysfunction(심부전/좌심실기능부전)	1점
H	Hypertension(고혈압)	1점
A	Age≧75yr(연령 75세 이상)	1점
D	Diabetes mellitus(당뇨병)	1점
S	Stroke/TIA(뇌졸중, 일과성 뇌허혈 발작)	2점

판막증·인공판치환후(판막증성 심방세동)에서는 와파린이 권장되고 있다[6].

항혈소판제·항응고제를 복용 중인 환자에 대한 치과 치료의 실제

치과 치료, 특히 발치 시에 항혈소판제·항응고제를 지속할지 휴약할지에 대해 과거에는 출혈 위험을 고려하여 경험적으로 결정되었다. 그러나 항혈전제의 중단에 의한 혈전증의 빈도가 의외로 높고 심각한 것으로 판명되어 항혈전제를 투여하는 순환기 의사 측 및 치과의사 측 각각에서 가이드라인이 작성되었다(표 3)[5,7]. 발치 등 지혈이 비교적 용이한 처치에 관해서는 휴약을 하지 않고, 지혈이 곤란한 처치와 수술에서는 휴약하거나 뒤에서 설명할 헤파린 브리지(heparin bridging)를 실시한다(표 4).

1. 항혈소판제를 복용하고 있는 경우

1) 발치 등과 같이 수술 후 출혈의 대응이 가능한 수술[7]

단제 내복의 경우에는 항혈소판제 투여를 계속하며 수술을 한다. DAPT의 경우는 항혈소판제 투여를 계속하며 수술을 한다(아스피린+클로피도그렐의 경우 거즈를 물고 있는 압박지혈로 인한 출혈률 66.7%, 아스피린+프라수그렐은 가이드라인 기재가 없으며 출혈 위험은 높을 것으로 추측된다).

2) 수술 후 출혈의 대응이 곤란한 수술[5]

단제, DAPT 어느 경우에도 휴약+탈수 회피+수액+헤파린 브리지를 고려한다(처방의와의 협진이 바람직하다).

표 3. 항혈소판제·항응고제 복용 중인 환자에 대한 처치. 체표의 작은 수술로서 수술 후 출혈에 대응이 용이한 것(발치·백내장 수술·페이스메이커 삽입술을 포함함)(참고문헌 5, 7에서 변형하여 인용)

항혈소판제	계속	
와파린	계속	발치 전 24시간 이내, 적어도 72시간 전에 PT-INR을 측정하여 PT-INR<3.0을 확인하고, 와파린 투여 계속하에서 발치. 항혈소판제 병용의 경우에도 두 약제 투여를 계속하면서 발치
DOAC, NOAC[※1]	계속	

※1: NOAC(비 비타민K 저해 경구용 항응고제).

표 4. 수술 후 출혈의 대응이 곤란한 수술(대수술)(참고문헌 7에서 변형하여 인용)

항혈소판제	아스피린	7-14일 휴약	동시에 탈수 회피, 수액, 헤파린 브리지 고려
	티클로피딘 클로피도그렐	7-14일 휴약	
	실로스타졸	3일 휴약	
와파린	3-5일 휴약+헤파린 브리지		
DOAC, NOAC	다비가트란	Ccr>50mL/min	1-2일 휴약
		30-49mL/min	2-4일 휴약, 중지 12시간 후부터 헤파린 브리지
	리바록사반		24시간 이상 휴약+헤파린 브리지
	아픽사반		24-48시간 휴약+헤파린 브리지

2. 항응고제를 복용하고 있는 경우

1) 발치 등과 같이 수술 후 출혈의 대응이 가능한 수술[7]

DOAC를 계속해서 실시한다. 와파린은 발치 전 24시간 이내(적어도 72시간 이내)에 PT-INR 3.0 미만을 확인하고 투여를 계속한다.

2) 수술 후 출혈의 대응이 곤란한 수술[5]

와파린은 3~5일 휴약하고, 헤파린 브리지를 행한다.

DOAC

- 다비가트란(Dabigatran): 크레아티닌 클리어런스(Ccr) 50mL/min 미만에서는 1~2일, 30~49mL/min에서는 24일 휴약. 내복 중지 12시간 후부터 헤파린 브리지 시행
- 리바록사반(Rivaroxaban): 24시간 이상 휴약 후, 헤파린 브리지 시행

- 아픽사반(Apixaban): 24~48시간 휴약 후, 헤파린 브리지 시행

에독사반(Edoxaban)은 반감기가 9~11시간으로 짧아 다른 DOAC와 동일하게 취급해도 좋다고 생각되지만 가이드라인에 기재되어 있지 않기 때문에 처방의사와 상담할 필요가 있다.

3) DOAC를 휴약할 때의 주의점[6]

리버록사반, 에독사반은 1일 1회 투여를 위해 수술 1~2일 전 아침부터 중지한다. 다비가트란, 아픽사반은 1일 2회 투여를 위해 수술 1~2일 전 저녁부터 중지한다.

4) 헤파린 브리지 방법

항응고제(와파린, DOAC)를 중지하고 반감기가 짧은 헤파린으로 변경한다. 헤파린(1.0~2.5만 단위/일 정도)을 정주 또는 피하주사하고, 활성화 부분 트롬보플라스틴 시간(APTT: activated partial thromboplastin time)이 정상 대조치의 1.5~2.5배로 연장되도록 헤파린의 투여량을 조절한다. 수술 46시간 전부터 헤파린을 중단하거나 수술 직전 황산프로타민으로 헤파린의 효과를 중화한다. 모든 경우 수술 직전에 APTT를 확인하고 수술에 임하는 것이 중요하다.

수술 후에는 가급적 신속하게 헤파린을 재개한다. 병태가 안정되면 항응고제를 재개한다. 와파린의 경우에는 PT-INR이 치료 영역에 들어가면 헤파린을 중지한다[2,5].

수술 중에는 항혈전제가 투여되지 않으므로 혈전·색전증의 발병을 완전히 억제하는 것은 불가능하므로, 충분한 설명에 근거한 동의를 얻은 다음 항혈전제 중지와 관혈적 처치를 해야 한다[7].

참고문헌

1) 角田 等, 小川久雄: 虚血性心疾患に対する抗血栓療法. 心臓, 41: 975-981, 2009.
2) 佐藤倫子, 矢坂正弘: 周術期抗血栓療法. 診断と治療, 104: 585-590, 2016.
3) 中川義久: 冠疾患患者における抗血小板療法と抗凝固療法. 冠疾患誌, 23: 117-119, 2017.
4) 日本脳卒中学会 脳卒中ガイドライン[追補2017]委員会: 脳卒中治療ガイドライン 2015[追補2017]. http://www.jsts.gr.jp/img/guideline2015_tuiho2017.pdf
5) 循環器病の診断と治療に関するガイドライン研究班: 心房細動治療(薬物)ガイドライン(2013年改訂版). http://www.j-circ.or.jp/guideline/pdf/JCS2013_inoue_h.pdf
6) 大木貴博: 看護に生かすNOAC ささっと比較帳. Heart Nursing, 29: 84-93, 2016.
7) 日本有病者歯科医療学会, 日本口腔外科学会, 日本老年歯科医学会: 科学的根拠に基づく抗血栓療法患者の抜歯に関するガイドライン. 学術社, 東京, 2015.

Question

13 왜 비만이 치주질환을 악화시키는 것일까?

의료법인사단 SHOWAKAI 이케가미종합병원 신장내과 **Seki Takuto** (関 卓人)

비만 여부는 체지방량에 따르지만, 비만의 지표로 body mass index(BMI)가 널리 이용되고 있다. WHO의 비만 판정 기준은 BMI 30 이상이지만, 일본에서는 BMI 25 이상을 비만으로 하고 있다.

음주와 흡연을 비롯한 다양한 바람직하지 않은 생활습관의 지속이 치주질환의 발병과 관련되어 있다는 것은 잘 알려진 사실이다. 특히 당뇨병의 6번째 합병증이 치주질환이라고 하는 것처럼 당뇨병과 치주질환은 상호관계가 있다. 비만은 당뇨병의 원인이 되지만, 혈당치와는 무관하게 비만도 치주질환의 원인이 되는 것으로 보고되고 있다.

비만과 치주질환의 연관성

1977년에 비만 고혈압 실험쥐를 이용한 동물실험에서 비만과 치주질환은 관련성이 있다고 보고하였다[1]. 1998년 Saito 등[2]은 인간의 비만과 치주질환에 관하여 보고하였다. 이 보고서에서는 BMI가 상승하면 치주질환의 상대적 위험도가 증가하고, 체지방률이 5% 증가하면 치주질환의 상대적 위험도는 1.3배 증가한다고 하였다. 또한 HDL콜레스테롤값 60mg/dL 미만에서는 치주질환이 많이 관찰되었다. 그러나 혈당치나 HbA1c 수치와는 상관이 없었으며, 이러한 결과는 당뇨병이 유인이 아니라 비만이 치주질환의 독립적인 위험이 된다는 것을 시사하고 있다.

비만이 치주질환을 악화시키는 기전

비만이 치주질환을 악화시키는 기전에 대해서는 충분히 해명되지 않았지만 면역기능의 저하가 요인인 것으로 보인다. 지방세포에서 분비되는 생리활성 단백질은 아디포사이토카인(adipocytokines)이라 불리며, tumor necrosis factor-α(TNF-α)나 비스파틴(visfatin), 렙틴(leptin), 아디포넥틴(adiponectin) 등이 포함된다(그림 1). 아디포사이토카인은 인슐린저항성 및 동맥경화와 관련되고 염증 및 조직의 수복과도 관련되어 있어 치주질환의 원인이 될 가능성이 있다.

지방조직에서 생성되는 TNF-α는 치주조직 국소의 염증과 관련되는데, 13~24세의 비만 상태인 32명을 대상으로 치은열구(gingival sulcus) 삼출액 중 TNF-α 양을 측정한 연구가 보고된 바 있

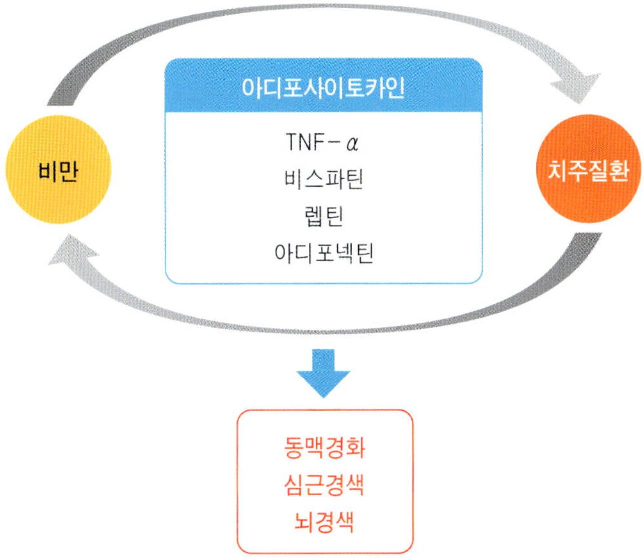

그림 1. 비만이 치주질환을 악화시키는 기전.

다[3]. 이 연구에서는 BMI가 40 이상이 되면 TNF-α 양과 BMI 사이에 유의한 상관관계가 있음이 확인되었다. 또한 치주낭 깊이 4mm 이상의 병적 치주낭이 없는 군에서 TNF-α 양은 BMI와 유의한 상관관계를 나타내었다. 이러한 결과는 젊은이에서 BMI의 증가가 치은 삼출액 중 TNF-α의 증가에 관여하고, 장기적으로 치주질환으로 이어질 것임을 시사하고 있다. 또한 비스파틴도 비만 상태에서는 혈중 농도가 상승하고 치은열구 삼출액 중의 비스파틴 양도 상승하였으나, 치주질환을 치료하면 치은열구 삼출액 중의 비스파틴 양이 저하된다고 보고하였다[3].

한편 비만조직에서는 TNF-α 이외에 렙틴도 생산된다. 렙틴은 수로 시상하부에 존재하는 포만중추(satiety center)의 렙틴 수용체를 통해 식욕을 억제하고 말초에서는 에너지의 생성을 촉진시킴으로써 체중감소를 초래하는 작용을 하고 있다. 또 렙틴은 염증성 사이토카인으로서의 작용도 가지고 있어 면역계에 대해서도 작용한다고 생각된다.

Thanakun 등[4]이 수행한 비만과 구강질환의 관련에 대한 연구에서는 비만과 중증의 치주질환 사이에 상관관계가 확인되었다. BMI가 상승하자 아디포넥틴은 감소하고 렙틴은 상승하였다. 다변량 해석에서는 비만은 구강질환이나 중증 치주질환, 아디포넥틴·렙틴 농도와 상관관계를 보였다. 아디포넥틴은 비만세포에서 생성되는 단백질로, 비만 등으로 아디포넥틴이 저하됨으로써 내당능장애, 지질대사이상, 고혈압이 생길 수 있다. 또 아디포넥틴은 혈관내피세포나 염증세포에 작용하기 때문에 치주질환에 아디포넥틴이 관련됐을 가능성이 있다. 또한 치주질환 치료에 의해 혈중 렙틴이 떨어졌다는 보고도 있다.

비만을 개선하는 것은 치주질환의 위험을 감소시키고 치주질환의 진행을 억제한다고 볼 수 있다. 또 치주질환이 대사증후군을 악화시킬 가능성을 보인 코호트 연구도 보고된 바 있다[5]. 치주질환 치료에 의해 아디포사이트카인이 개선되었다는 보고도 있으므로 치주질환 치료는 대사증후군의 악화를 억제하고 심근경색이나 뇌경색의 원인이 되는 동맥경화의 진행을 예방한다고 생각된다.

참고문헌

1) Perlstein MI, Bissada NF: Influence of obesity and hypertension on the severity of periodontitis in rats. Oral Surg Oral Med Oral Pathol, 43(5): 707-719, 1977.
2) Saito T, Shimazaki Y, Sakamoto M: Obesity and periodontitis. N Engl J Med, 339(7): 482-483, 1998.
3) Lundin M, Yucel-Lindberg T, et al.: Correlation between TNFalpha in gingival crevicular fluid and body mass index in obese subjects. Acta Odontol Scand, 62(5): 273-277, 2004.
4) Thanakun S, Pornprasertsuk-Damrongsri S, Izumi Y: Increased oral inflammation, leukocytes, and leptin, and lower adiponectin in overweight or obesity. Oral Dis, 23(7): 956-965, 2017.
5) Morita T, Yamazaki Y, et al.: A cohort study on the association between periodontal disease and the development of metabolic syndrome. J Periodontol, 81(4): 512-519, 2010.

Question

14 통풍 환자의 치과 치료 시 주의해야 할 점은?

준텐도대학 의학부 부속 시즈오카병원 신장내과 **Shimizu Yoshio** (清水芳男)

통풍이란?

통풍은 관절 내에 형성된 요산염 결정에 의해서 생기는 관절염을 주된 증상으로 하는 질환이다. 일본의 유병률은 0.51%(남성만으로는 1.1%)이지만 최근 증가하고 있다[1].

1. 주요 증상

엄지 중족지관절(MTP: metatarsophalangeal joint) 등에 생기는 급성 관절염이 주요 증상이며 통풍 발작이라고 불린다. 급성에서는 단일 관절염(monoarthritis)으로 발병하며 강한 통증·발적·종창을 동반한다. 통증은 24시간 이내에 절정에 이르고 관절염은 3~14일 이내에 개선된다. 관절염이 사라진 후에는 무증상 상태(간헐기, 발작사이기간, interictal period)가 된다. 치료를 받지 않으면 발작의 빈도·지속시간이 증가하며, 이환 관절 수도 증가한다. 10년 이상 경과하면 간헐기가 소실되고 만성 통풍관절염이 되어 통풍 결절(tophus)을 발생시킨다[1].

2. 원인

지속적인 고요산혈증이 주된 원인이다. 요산은 퓨린 대사의 최종 산물이며 혈청 요산치의 상승은 유전적 요인과 환경요인에 의해 발생한다. 환경요인으로는 비만, 맥주나 증류주, 육류, 어패류, 설탕이 들어간 소프트드링크 등의 과잉 섭취, 약제(이뇨제, 항결핵약, 면역억제제 등)가 관련된다고 여겨진다[1,2].

3. 치료

통풍 발작의 치료약에는 비스테로이드 항염제(NSAIDs), 글루코코르티코이드, 콜히친(colchicine)이 있으며 NSAIDs는 합병증이 없는 경우의 첫 번째 선택약이다. 발작의 재발을 억제하기 위해 생활습관을 개선하고, 요산강하제로 고요산혈증을 치료한다. 치료약으로서 요산생성억제제[알로푸리놀(Allopurinol), 페북소스타트(Febuxostat), 토피록소스타트(Topiroxostat)]와 요산배설촉진제

[벤즈브로마론(Benzbromarone), 프로베네시드(Probenecid)]가 투여된다[1].

4. 합병증

신기능 저하(만성 신장병, CKD), 요로결석증, 고혈압, 이상지질혈증, 대사증후군, 관상동맥질환(협심증·심근경색), 뇌혈관질환(뇌출혈·뇌경색), 2형 당뇨병, 뇌졸중의 합병 빈도가 높다[1,2].

통풍 환자를 진료할 때 치과에서의 주의점

1. 통풍·고요산혈증과 직접 관련되는 치과 질환

타액의 요산 농도는 혈액의 그것과 상당한 상관관계가 있기 때문에, 장기간 구강 세정을 하지 않은 경우에는 치석 중에 요산이 포함된다는 보고가 있다. 고요산혈증과 구강의 비위생적 상태에서 산성 상태가 지속되면 치석의 원인이 될 가능성이 있다[3].

악관절에 통풍 결절이 생겨 개구장애가 초래되었다는 보고가 있지만, 악관절 장애에서는 요산염 침착증보다는 피로인산염(pyrophosphates) 침착증이 더 많다[4-6].

2. 합병증에 대한 치과의 대응

■ 심·뇌 혈관질환

통풍 환자는 합병증을 안고 있는 경우가 많으며, 진료 중이나 직후에 생명을 위협하는 심혈관질환, 뇌혈관질환 등이 발병할 위험이 있다. 흉통이나 호흡곤란, 의식장애, 마비 등의 증상이 나타날 경우에는 즉시 치료를 중단하고 대응 가능한 시설로 이송한다.

심·뇌 혈관질환의 치료를 받고 있는 환자는 아스피린이나 티에노피리딘(Thienopyridine)계, 와파린, 다비가트란, 제Xa인자 억제제 등의 항혈소판제·항응고제를 복용하고 있는 경우가 많다. 발치 등의 관혈적 치료를 할 경우 출혈의 위험을 고려할 필요가 있다. 지금까지 경험으로 수행되어 왔던 휴약은 혈전증의 위험을 증가시킨다. 이 문제에 대해 "과학적 근거에 기초한 항혈전요법 환자의 발치에 관한 가이드라인 2015년 개정판"이 작성되었다. 본 가이드라인에서는 원칙적으로 항혈소판제·항응고제를 휴약할 필요는 없고, 이들 약제의 사용 중이라도 수술 후 NSAIDs 및 항균제 투여를 실시하는 것이 권장되고 있다[7]. 다만 침습의 정도나 환자의 상태에 따라 권장되는 처치가 다르기 때문에 환자의 치료에 대해서는 수술 전에 가이드라인을 참조해야 한다[3].

■ CKD

CKD를 합병하고 있는 환자의 경우 비스테로이드 항염제(NSAIDs)와 항균제에 대한 고려가 필요하다. 문진에서 CKD 치료 중이라고 판명되면 주치의와 연락을 취하여 신장기능 및 약제의 투여량에 대해 문의한다.

CKD의 판단이 서지 않는 경우에는 NSAIDs의 투여가 급성 신장손상(AKI) 발병 및 CKD 단계의 악화로 이어지므로 가능한 한 처방을 피해야 한다. NSAIDs의 대체 약으로서 아세트아미노펜(Calonal®)이 권장된다. 충분한 진통 효과를 얻을 수 있는 아세트아미노펜의 1회 투여량은 400mg을 기준으로 적절히 증감한다.

비마약성 진통제인 트라마돌과 아세트아미노펜의 합제(Tramcet®)는 발치 후 통증의 진통에 대해 보험적용이 되며, 1회 2정까지(최대 8정) 투여함으로써 신장애는 줄어들 것으로 기대된다(CCr 50mL/min 미만에서는[8] 1회 1정, 1일 2회까지. 투석에서는 1회 1정, 1일 1회까지).

항균제는 “JAID/JSC 감염증 치료 가이드라인 2016 — 치아 감염증”에 의거하면 경증~중등증에서 권장되고 있는 AMPC(아목시실린), CLDM(클린다마이신), AZM(아지트로마이신), CAM(클래리트로마이신)은 단기간이라면 상용량에 지장을 주지 않는다. 중증에서 사용되는 Carbapenem계나 New quinolone계 항균제는 신장기능에 따라 투여량 조절이 필요하다[8,9].

▪ 통풍치료제·요산강하제와의 상호작용

요산생성억제제인 알로푸리놀(Allopurinol)은 드물게 피부점막안증후군(Stevens-Johnson 증후군) 등 중증 약진(drug rash)의 원인이 되며 항균제인 암피실린과의 병용으로 그 빈도가 상승한다[10]. 요산배설촉진제인 벤즈브로말론(Benzbromarone), 프로베네시드(Probenecid)는 와파린의 작용을 증강시키므로, 양자 병용의 환자에서는 출혈의 위험이 높아진다. 그 밖에 페니실린계, 세파로스포린계 등의 항균제의 배설지연 작용에 의해 반감기 연장 및 AUC(area under curve) 증가가 발생하기 때문에 동약 처방 시에는 감량이 필요할 수 있다[10].

참고문헌

1) 谷口敦夫, 瀬戸洋平: 病気のはなし 痛風. 検査と技術, 45: 602-608, 2017.
2) Dalbeth N, Stamp LK: Gout. Lancet, 336: 2039-2052, 2016.
3) 木村勝年, 山口 晃, 柴崎浩一: 唾液中の尿酸濃度に関する研究. 日本口腔科学会雑誌, 58(3): 114-119, 2009.
4) 宮島 久, 本柳智樹, 大野 敬, 大野朝也, 斎藤武郎: 開口障害をきたした顎関節部痛風結節の1例. 日本口腔科学会雑誌, 39(9): 1002-1004, 1993.
5) 山本哲彰, 宮本郁也, 石川文隆, 山下善弘, 山内健介, 高橋 哲: 顎関節下関節腔に生じた偽痛風の1例. 日本口腔外科学会雑誌, 57(11): 601-605, 2011.
6) 中川洋一, 下田信治, 石井久子, 川崎堅三, 石橋克禮: 顎関節結晶沈着症の診断とそのプロセス. 日本顎関節学会雑誌, 13(2): 282-290, 2001.
7) 日本有病者歯科医療学会, 日本口腔外科学会, 日本老年歯科学会(編): 科学的根拠に基づく抗血栓療法の患者の抜歯に関するガイドライン 2015年改訂版. 学術社, 東京, 2015.
8) 日本腎臓学会(編): CKD 診療ガイド2012. 東京医学社, 東京, 2012.
9) 金子明寛, 青木隆幸, 池田文昭, 川辺良一, 佐藤田鶴子, 津村直幹: JAID/JSC 感染症治療ガイドライン2016—歯性感染症—. 日本化学療法学会雑誌, 64(4): 641-646, 2016.
10) 槇田崇志, 北村佳久, 千堂年昭: 薬物相互作用(26—高尿酸血症治療薬の薬物相互作用). 岡山医学雑誌, 125(1): 73-75, 2013.

Question

15 (가성)통풍 및 결절성 (가성)통풍에 의한 턱관절염의 치료법은?

의료법인사단 SHOWAKAI 이케가미종합병원 치과구강외과 **Mizusawa Nobuhito** (水澤伸仁)

통풍은 퓨린 대사이상에 수반되는 요산염 침착에 의한 조직 장애로, 고요산혈증을 기초 병태로 하여 급성 관절염을 일으키고 관절통 및 통풍 결절의 형성을 가져온다. 통상적으로는 제1중족지관절이나 족관절에서 많이 확인된다. 또한 병태가 통풍과 유사한 피로인산칼슘(calcium pyrophosphate) 결정 침착에 의해 유발되는 가성통풍 관절염이 턱관절에서 발병하는 것은 매우 드물다.

턱관절 및 저작근의 질환 혹은 장애(2014년)[1]

2001년 턱관절 질환의 분류에서는 턱관절 염증을 (1) 화농성 턱관절염, (2) 관절류마티스 및 관련 질환, (3) 외상성 턱관절염으로 분류하였으며, 통풍이나 가성통풍 등은 전신질환과 관련된 턱관절 이상으로 분류하였다. 그러나 2014년 새로 개정된 분류에서는 턱관절의 질환 또는 장애로 인한 염증을 (1) 비감염성 턱관절염: 외상성 턱관절염, (2) 감염성 턱관절염: 화농성 턱관절염으로 분류하였다. 류마티스성 턱관절염(자가면역 질환), 통풍성 턱관절염 등(대사성 질환)은 전신질환에 기인하는 턱관절·저작근 질환 또는 장애로 분류되었다.

(가성)통풍성 및 결절성 (가성)통풍성 턱관절염

1. 병태 및 임상 (영상) 소견

1) 통풍성 턱관절염

치료되지 않은 무증상성 고요산혈증이 수년 이상 경과하면 관절 내에 형성된 요산염 결정의 유리에 의한 호중구의 염증 기전이 급성 통풍성 턱관절염을 일으켜 격통과 함께 종창이나 발적을 일으킨다. 또한 턱관절 운동 시 통증이나 가벼운 개구장애가 나타나며, Bell's 마비가 발병한 사례도 있다. 방사선에서는 석회화상 등은 보이지 않는다.

2) 결절성 통풍성 턱관절염

10년 이상 고요산혈증을 치료하지 않은 경우에 만성적인 경과를 거쳐 요산 결정의 침착이 결절상으로 턱관절에 형성된 병태이다. 임상 소견으로 전이부의 팽융, 턱관절 운동 시 통증 및 이환측 편위가 관찰된다. 방사선사진에서는 하악두 주위에 비교적 경계가 명료한 하악골보다 약간 불투과성이 낮은 불균일한 상이 확인되지만, 석회화는 보이지 않는다.

3) 가성통풍성 턱관절염

1962년에 MaCarty 등은 통풍성 관절염 양상의 발작이 있는 관절의 관절액 내에서 요산염이 아닌 피로인산칼슘 이수화물(calcium pyrophosphate dehydrate) 결정(CPPD: calcium pyrophosphate deposition)을 석출하였고 이것의 병태가 통풍과 유사하다는 점에서 가성통풍이라고 칭하였는데, 이것은 고요산혈증은 나타나지 않는다. CPPD 결정 침착이 발생하는 기전은 명확하지 않지만 병인에 따라 (1) 유전성(가족 내 발생형), (2) 산발성(돌발성), (3) 대사성 질환에 수반하는 형, (4) 외상이나 수술 후에 합병하는 형 등이 있다[2].

임상 증상은 전이부 종창이나 편두통, 턱관절통, 가벼운 개구장애 등과 같은 급성 염증 증상을 보이며, MRI 영상에서는 관절강 내에 삼출액 저류나 부종성 변화를 볼 수 있다.

4) 결절성 가성통풍성 턱관절염

가성통풍성 관절염이 20일 내외로 계속되고 관절 주위에 종양상, 결절상으로 CPPD 결정이 침착하는 병태를 결절성 가성통풍이라고 하며, 전이부 종창, 팽융 및 턱관절 운동 시 통증, 하악두 활주운동의 제한에서 오는 이환측 편위 등이 나타난다. 방사선사진에서 하악과두 주변의 불규칙이 보이지만, 석회화상은 분명하지 않다.

CT 영상에서 하악와에서 하악경부에 걸쳐 경계가 약간 불분명하고, 석회화와 함께 내부의 불균일한 종양성 병변이 관찰된다.

MRI 영상에서는 종양 내부가 불균일하게 조영되고, T1·T2 강조 영상에서 낮은 신호를 나타낸다.

2. 턱관절에 대한 발병 빈도 및 연령

- 통풍성 턱관절염: 많은 자료를 조사해 본 바로는 몇 사례만 있었다(일본에서는 보고된 사례 없음). 평균 연령 52세로 모두 남성이었다.
- 결절성 통풍성 턱관절염: 일본에서는 한 사례만 있었고[3], 39세의 남성에서 나타났다.

- 가성통풍성 턱관절염: CPPD 결정 침착은 나이가 들면서 발생하며, 평균 연령 62.5세로 여성에서 약간 많지만 비교적 드물다.
- 결절성 가성통풍성 턱관절염: 평균 연령 65.3세로 남녀비는 없고 비교적 드물다.

3. 확정진단

1) CPPD 결정 동정의 분석방법

편광현미경(예민), 분석전자현미경, X선 회절 분석법(X-ray diffraction analysis), 전자 회절 분석법(electron diffractiometry) 등이 이용되고 있다.

2) 조직생검(biopsy)·세포검사(cytology)·전적출(total removal)의 유용성

턱관절 내부에 석회화를 가지는 종양성 병변은 영상 소견도 다양하고 감별진단이 어렵다. 악성 종양도 의심되기 때문에 수술 전 진단의 유용성이 필요하지만, 턱관절강이나 활액의 천자 흡인으로 요산이나 요산염, CPPD 결정이 동정되는 것은 드물다. 또한 세포검사나 조직생검으로도 진단을 얻을 수 없고, 전적출 혹은 가급적 적출로 확정진단에 이르기도 한다.

4. 치료 방침

다음 중 하나를 선택한다.

① 종양 전적출 수술(재발 시)

② 가급적 분할 종양 적출(상관절강을 점거한 거대한 종양의 경우): 비종양성 병변이기 때문에 가능한 한 저침습으로 해서 기능의 온전한 보존을 도모하고, 관절원판을 포함한 병변의 절제가 바람직하다.

③ 하악두 절제(변형성 관절증을 수반하는 경우)

④ 턱관절 개방수술

⑤ 관절강 세척요법

⑥ 대증요법(항균제, 소염진통제, 요산강하제)

⑦ 경과 관찰(장기적)

- 통풍성 턱관절염: 통풍 발작 치료제나 요산배설촉진제의 개시에 의해 1~2주일 이내에 자연히 완화되기 때문에 대증요법이 주체이다.

- 가성통풍성 턱관절염: 염증에 대한 대증요법을 실시한다. 상관절강 세척요법이나 관절강경 하에서의 턱관절 개방수술에 의해 턱관절 통증의 경감 및 개구장애 개선을 가져올 수 있다.
- 결절성 (가성)통풍성 턱관절염: 진정한 종양이 아니기 때문에 자각 증상이 없는 경우에는 경과 관찰만 필요하다. 그러나 얼굴 모양의 변화나 자각 증상이 있는 경우에는 제1선택으로 외과적 수술이 바람직하지만 수술 적응의 명확한 기준은 없다. 또한 통풍 결절은 재침착을 일으키기 쉬우므로 장기적 경과 관찰이 필요하다.

거대화된 결절성 (가성)통풍성 턱관절염은 악성종양을 의심하게 하는 하악두 주위의 압박성 골흡수나 신경압박에 의한 장애도 보일 수 있기 때문에 확정진단이 필수적이라고 생각된다. 또한 본 질환과 같은 드문 경우도 있기 때문에 진단을 할 때에는 이러한 병태를 염두에 두는 것이 중요하다.

참고문헌

1) 矢谷博文: 新たに改訂された日本顎関節学会による顎関節症の病態分類(2013年)と診断基準. 日顎誌, 27(2): 76-86, 2015.
2) 五十嵐勇人, 他: 結晶沈着症性関節症とCPPD 結晶沈着症. 関節外科, 11: 893-898, 1992.
3) 宮島 久, 他: 開口障害をきたした顎関節部痛風性結節の1例. 日口外誌, 39: 1002-1004, 1993.

Question

16 치과 치료 중 환자가 흉통을 호소할 때의 긴급대처법은?

의료법인사단 SHOWAKAI 이케가미종합병원 신장내과 **Watanabe Tomonari** (渡邉智成)

흉통은 일상 진료에서 빈도가 높고 '놓쳐서는 안 될 질환'을 감별할 필요가 있기 때문에 골치 아픈 증상이다. 가장 먼저 언급해야 할 질환은 급성 관상동맥증후군(acute coronary syndrome; ACS), 박리성 대동맥류(dissecting aortic aneurysm), 폐색전증(pulmonary embolism)이다. 치과 치료 중에 환자가 흉통을 호소할 경우 만약 병원 내에 심전도 장비가 비치되어 있다면 심전도(반드시 급성 심근경색을 진단할 수 있는 것은 아니지만)를 검사하는 것이 최선이다. 현실적으로 먼저 해야 하는 것은 바이탈 사인(혈압, 맥박, 체온, 호흡, 의식상태 등의 생명 징후)을 확인하는 것이다. 바이탈 사인이 안정되어 있으면 상세한 문진을 하는 시간적 여유를 가질 수 있다. 그 적절한 문진 내용(의료면접의 포인트)은 표 1에 나타낸 바와 같다.

한편 바이탈 사인에 이상이 있으면 문진이나 환자 정보(현 병력, 기왕력, 복약 정보)를 신속하게 확인해서 가능하다면 정맥 확보, 산소 흡입과 SPO_2 모니터링을 실시한다. 촌각을 다투는 상황에서는 소생이 우선되기 때문에, 심장 마사지나 인공호흡을 신속하게 실시함과 동시에 구조대를 요청하여 응급시설로 이송한다. 그렇다고는 해도 긴급대응을 필요로 하는 질환에 대한 기본적 지식은 알아 두어야 한다. 또한 사전에 주치의를 알고 있다면 긴급사태가 발생했을 때 어떻게 대처할 것인지를 가급적 미리 결정해 두는 것이 좋다.

급성 흉통을 초래하는 주요 질환(표 2)

1. 순환기 질환

▪ 급성 심근경색

관상동맥의 폐색으로 발생하며 30분 이상의 관상동맥 폐색에 의해 심근괴사가 일어나서 심근경색이 초래된다. 급성 심근경색에서는 언뜻 보기에도 심각한 느낌이 들고 흉통의 지속시간도 20분 이상으로 길며, 얼굴을 찡그리고 때때로 호흡곤란이나 쇼크 상태를 보인다. 흉골부에서 좌전흉부에 걸친 심한 흉통과 함께 식은땀과 구역질, 구토를 동반한다. 흉통이라기보다 전흉부가 조여드는

표 1. 의료면접의 포인트. 급성 관상동맥증후군, 박리성 대동맥류, 폐색전증 등의 '놓쳐서는 안 될 질환'의 특징적인 증상의 유·무를 정확하게 청취

발병 양식	갑작스러운 통증	급성 관상동맥증후군, 박리성 대동맥류, 폐색전증, 긴장성 기흉 가능성
통증의 성상	체표면으로부터 압통 수반	정형외과 질환
	호흡으로 통증 변동	호흡기 질환이나 늑골 골절
	위치가 확실하지 않은 둔통(내장통)	심맥관계 질환, 호흡기 질환, 소화기 질환
수반 증상(식은땀, 구역질·구토)이나 방산통이 있음		급성 관상동맥증후군(흉부 압박감이나 흉부 교액감을 호소하는 일이 종종 있음)
허혈성 심질환의 위험 인자가 있음		55세 이상, 남성, 흡연자, 가족력, 고혈압, 당뇨병, 이상지질혈증

표 2. 급성 흉통을 초래하는 주요 질환

순환기 질환	급성 관상동맥증후군, 박리성 대동맥류, 심막·심근염, 심장탐포네이드 등
호흡기 질환	폐색전증, 긴장성 기흉, 흉막염, 종격염(mediastinitis), 폐렴 등
소화기 질환	특발성 식도파열, 역류성 식도염, 위·십이지장 궤양, 급성 담낭염, 장염 등
정형외과 질환	늑골 골절(외상 기전이 없을 수도 있음)
흉벽 질환	흉부에 생긴 대상포진 등
심인성	공황장애(심장신경증), 과환기증후군 등

느낌(교액감)이나 작열감, 압박감 등을 호소하는 일도 자주 있고, 통증의 확산이 주먹 크기로부터 전흉부 전체에 걸쳐서 나타나며, 약 반 이상의 증례에서는 왼쪽 어깨로부터 왼팔에 이르는 방산통을 수반한다. 때로는 위부 불쾌감을 호소하기도 한다. 대체로 허혈성 심질환의 위험 인자(55세 이상, 남성, 흡연자, 가족력, 고혈압, 당뇨병, 이상지질혈증)를 가진 환자가 많으므로 문진도 중요하다. 복약순응도(compliance)(복약 규칙준수, adherence)가 불량한 고령 환자가 치과 치료 시에 흉통 발작을 일으켰다는 보고가 있다[1,2].

▪ 협심증

흉통의 성상은 심근경색과 비슷하지만, 정도가 가볍고 지속시간은 10분 이내로 짧다. 또한 심근경색에 비해 니트로글리세린의 설하 투여로 증상이 가벼워지거나 소실되기 쉽다는 특징이 있다. 운동(노작)으로 인해 악화되는 것은 운동성(노작성) 협심증이라 불리며, 이른 아침이나 흡연 중 등의 안정 시에 출현하는 경우에는 안정 협심증으로 진단된다.

▪ 급성 박리성 대동맥류

대동맥 내막에 균열이 일어나서 중막에 박리강이 생기는 병태이다. 특히 고혈압 환자 중 갑자기 심한 흉배 부위 통증을 호소하는 경우에는 본 증세를 염두에 두고 의심할 필요가 있다. 지금까지 경험한 적이 없는 쪼개지는 듯한 격통을 느끼며, 박리의 신전과 함께 흉부에서 등쪽에 걸쳐 세로축으로 통증이 이동·확대된다. 격통이 되는 이유는 대동맥 혈관벽에 분포하는 지각신경의 급격한 신전으로 인한 혈관성 통증과 장기 허혈로 인한 내장성 통증, 흉막자극 통증 등이 복합적으로 생기기 때문인 것으로 알려져 있다. 임상 증상도 박리의 확대나 부위에 따라 다양하며 심근경색이나 심장탐포네이드, 반회신경마비(paralysis of recurrent nerve), 혈압의 좌·우 차, 뇌경색 등의 합병증을 일으킬 수 있다[3].

2. 호흡기 질환

▪ 폐색전증과 폐경색

'이코노미클래스 증후군'이라고도 한다. 장기간 침대에 누워 있거나 비행기로 장시간 여행 후, 수술 후(특히 하지의 정형외과 수술 등), 혈전성 정맥염, 피임약 내복 등으로 호흡곤란·빈맥이나 혈담을 동반하는 갑작스런 강한 흉통(흉골하, 좌·우의 전흉부에 많음)이 나타날 때 강하게 의심된다. 심한 경우에서는 빈호흡과 빈맥, 혈압 저하, 저산소혈증이 관찰된다. 중장년 여성과 비만, 장시간 비행(4시간 이상) 등이 위험하다. 또 치아 감염증 때문에 발생한 것으로 여겨지는 패혈증성 폐색전증의 보고가 있다[4].

3. 소화기 질환

특히 식도에서 유래된 흉통 증상은 허혈성 심질환과 유사하지만 (1) 위산 분비가 많아지는 식후에 발생하기 쉽고, (2) 제산제나 음료수 복용으로 증상이 경감되며, (3) 위산 역류가 일어나기 쉬운 앙와위에서 출현하기 쉬운 점 등과 같은 특징이 있으면 역류성 식도염을 의심한다. 또한 소화관 천공이나 급성 췌장염, 급성 담낭염 등은 긴급을 요하는 질환이기 때문에 심혈관계에 이상이 없다고 하여 간과하지 않도록 충분한 배려가 필요하다. 그 밖에 식도경련은 니트로글리세린 설하 투여에 의해 증상이 완화되어 협심증으로 오인되기 쉬우므로, 방사선사진이나 통증이 있을 때 검사한 심전도로 심장질환을 감별할 필요가 있다[5].

4. 심인성

▪ 공황장애(심장신경증), 과환기증후군(hyperventilation syndrome)

증상의 호소에 비해 중증이라는 느낌이 적다. 공황장애는 심장신경증이라고도 하며, 강한 불안과 공포감이 발단이 되어 흉통이나 두근거림, 답답함 등의 증상을 호소한다. 흉통으로 응급실을 찾는 환자의 10% 이상에서 공황장애나 심신의 장애가 인정된다고 하지만, 숨어 있는 순환기 질환이나 호흡기 질환 등의 '놓쳐서는 안 될 질환'을 제외할 필요가 있다.

또 극도의 불안과 긴장 등으로 공황에 빠져 있는 상황에서 환자가 숨을 자주 격렬하게 들이마시고 내쉬는 과호흡 상태에서는 체내에서 혈액 속의 탄산가스 농도가 낮아져 알칼리성이 된다. 이 혈액 환경에서는 호흡중추를 통해 호흡 억제 지령이 들어가 환자는 더욱 숨을 쉴 수 없게 되어 답답하다고 느끼고, 그 불안으로부터 호흡 횟수가 한층 더 증가해서 악순환의 고리가 만들어진다. 한편 체내의 혈액이 알칼리성으로 기울어짐으로써 혈관수축이나 손발 저림, 근육경련[테타니(tetany)]이 생긴다. 이 테타니 증상은 혈압계의 지혈대(manchette)를 팔에 감아 손의 혈류를 멈추게 하면 보다 쉽게 나타난다[트루소 징후(Trousseau's sign)]. 치료는 의식적으로 호흡을 깊고 천천히 하게 하거나 호흡을 일단 멈추게 하는 것이다. 예전에는 종이봉투를 입에 대는 페이퍼백 법을 사용했지만 이 방법으로는 혈액 속의 산소 농도가 지나치게 낮아지거나 탄산가스 농도가 지나치게 상승하기 때문에 반드시 유효하다고 할 수가 없어서 현재는 사용하지 않는 추세다. 항불안제를 투여하기도 한다. 일반적으로 예후는 양호하고 몇 시간 사이에 증상은 개선된다[6].

참고문헌

1) 日本循環器学会, 他: 虚血性心疾患の一次予防ガイドライン(2012年改訂版). http://www.j-circ.or.jp/guideline/pdf/JCS2012_shimamoto_h.pdf
2) 日本循環器学会, 他: 心筋梗塞二次予防に関するガイドライン(2011年改訂版). http://www.j-circ.or.jp/guideline/pdf/JCS2011_ogawah_h.pdf
3) 日本循環器学会, 他: 大動脈瘤·大動脈解離診療ガイドライン(2011年改訂版). http://www.j-circ.or.jp/guideline/pdf/JCS2011_takamoto_h.pdf
4) 日本循環器学会: 肺血栓塞栓症および深部静脈血栓症の診断, 治療, 予防に関するガイドライン(2009年改訂版). http://www.j-circ.or.jp/guideline/pdf/JCS2009_andoh_h.pdf
5) 葛西 猛(監), 不動寺純明(編): 亀田総合病院 KAMEDA-ER マニュアル 改訂第3版. 診断と治療社, 2016.
6) 日本呼吸器学会HP: 呼吸器の病気. http://www.jrs.or.jp/modules/citizen/index.php?content_id=1

17 허혈성 심질환 환자의 치과 치료 시 주의점은?

니혼대학 치학부 임상의학강좌 **Namaki Shunsuke** (生木俊輔)

의료면접(Medical interview)

환자의 병력을 파악해야 한다. 구강 내 증상에 대해 청취하는 것도 물론 중요하지만 전신 기왕력의 청취는 앞으로 실시할 치과 치료가 다른 장기에 미치는 영향을 고려하는 데 매우 중요하다.

1. 전신 기왕력 청취

환자는 치아를 치료받기 위해 치과에 왔기 때문에 전신 기왕력에 대해 대답하는 것을 귀찮게 여긴다. 그러나 치료를 하기 전에 구강의 현 병력이나 현증과 함께 전신 기왕력을 반드시 청취해야 한다.

2. 허혈성 심질환의 청취

문진에서는 반드시 '심장에 질환이 없는지'를 묻는다. 심장병이나 허혈성 심질환을 가지고 있는 것은 중대한 문제이므로, 이런 병이 있으면 반드시 답변을 들을 수 있다. 이후 '협심증입니까?', '심근경색입니까?' 등 구체적으로 물으면 환자는 대답하기 쉽다. 또 현재 가지고 있는 심질환에 대해 어떤 치료를 했는지, 입원한 경우에는 입원시기와 기간, 입원 시 치료 내용, 수술 여부, 수술 내용 등을 청취한다.

3. 의과 자문(대진)

허혈성 심질환에 관계없이 전신질환의 기왕이 있는 환자가 치과에 내원한 경우에는 통원하고 있는 병원에 의뢰해서 자문(대진)을 받는 것이 중요하다. 자문을 통해서 요청할 내용은 병력이나 현재 상태, 임상검사 데이터, 처방 등이다. 또 치과에서 할 치료의 내용을 알려 주어야 하며, 그 치과 진료 내용에 대하여 특별한 주의 사항이 있으면 기재해 달라고 부탁하는 문장을 덧붙이면 좋다. 환자의 상태를 치과의사가 이해함으로써 환자는 안심하고 치과 치료를 받을 수 있게 된다. 무엇보다 치과의사가 환자의 상태를 알면 그 환자에게 맞는 치과 의료를 선택할 수 있으며 안심하고 치과 치료를 제공할 수 있다.

치과 치료 시의 주의점

기본적으로 치과 치료는 생명과 직결되는 긴급한 처치는 거의 없다. 따라서 앞에서 제시한 의료면접을 제대로 한 후 치과 치료를 시작하는 것이 좋다. 관혈적 처치에 대해서는 Question 18에서 해설한다.

1. 마취

치과 치료에서 많이 사용되는 마취는 국소마취이며 침윤마취이다. 마취 주사는 환자에게 큰 스트레스가 되기 때문에 이로 인한 스트레스를 가능한 한 경감시킬 필요가 있고 특히 심장질환이 있는 환자에게 더욱 그러하다. 필자는 침윤마취를 함에 있어서 환자를 안심시키는 말을 하는 것을 중요하게 여긴다. 안심시키는 말은 침윤마취를 할 때뿐 아니라 그 이전부터 환자와의 신뢰관계를 구축해야만 성립되는 것이기 때문에 평소에 유의해야 한다.

다음으로 중요한 것은 통증이 적은 침윤마취이다. 통증을 줄이는 방법으로서 표면마취가 효과적이다. 또한 마취제의 주입속도를 1mL/min보다 늦게 하면 통증이 적다. 침윤마취를 하는 동안 환자의 표정을 확인하고, 표정이 일그러지면 통증을 동반하는 것이므로 주입속도를 늦추는 등으로 통증을 조절한다.

2. 일반 치료

일반적인 보존이나 보철치료는 평소대로 해도 무방하다. 그러나 혈압 변동에 주의해야 할 환자에서는 모니터링을 하는 것이 좋다.

주술기(수술 전·후, perioperative period) 구강기능 관리

1. 주술기 구강기능 관리

2012년의 진료수가 개정에서 주술기 구강기능 관리료 등이 신설됨으로써 다직종 간 연계에 의한 의료협진에서 치과 의료의 중요성이 인식되어 왔다. 주술기 구강기능 관리를 필요로 하는 수술은

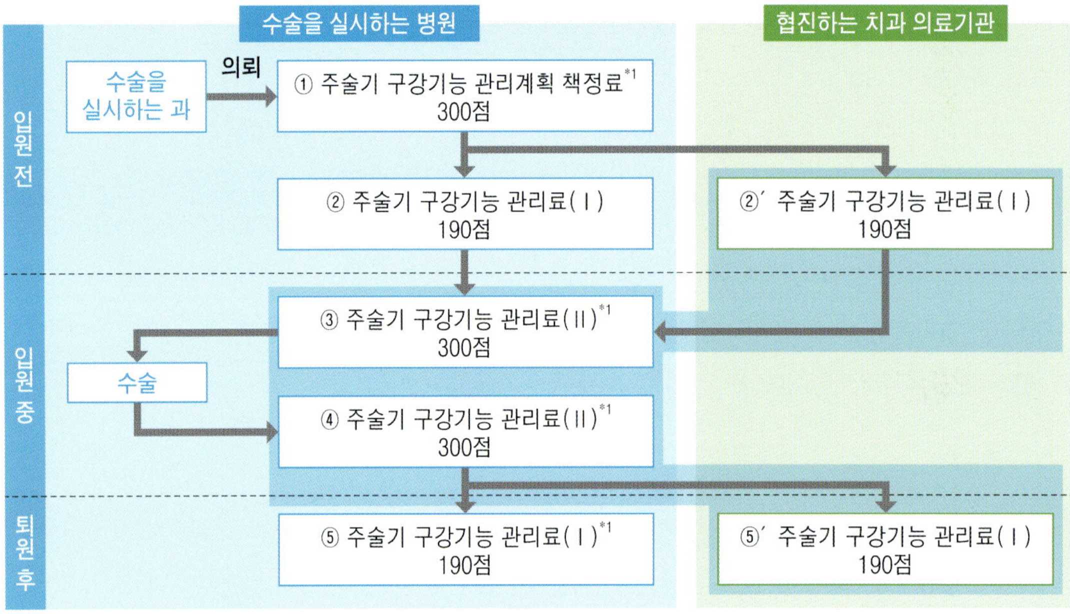

*1: 병원 내 치과의사에 의함.
※ 치과가 없는 의료기관에 입원하는 환자의 입원 중 주술기 구강기능 관리가 필요한 경우, 제휴된 치과 의료기관의 치과 방문진료로 실시.
※ 방사선치료나 화학요법을 실시하는 환자에 대해서도 동일하게 제휴하여 구강기능 관리를 실시.

그림 1. 주술기의 구강기능 관리 개념도(참고문헌 1에서 변형하여 인용).

전신마취하에 시행되는 두경부 영역이나 호흡기 영역, 소화기 영역 등의 악성종양 수술, 장기이식 수술 또는 심장혈관외과 수술 등이 있다. 대학병원이나 병원 치과구강외과 등에서는 여러 가지 문제가 있지만 꽤 보급되어 있다. 그러나 일반 개업 치과의원에서 주술기 구강기능 관리를 하고 있는 치과의원은 적은 것이 현실이지만, 허혈성 심질환의 심장혈관외과 수술에서 주술기 구강기능 관리는 진료비용 산정이 가능하다.

2. 실제 운용

주술기 구강기능 관리의 개념도를 그림 1에 나타내었다. 일반 개업의는 주술기 구강기능 관리비용(Ⅰ)을 수술 전·후에 산정할 수 있다. 병원 치과구강외과 이외의 치과의원에서 산정하려면 환자가 언제 어떤 수술을 받을지 등 전신 상태를 항상 파악해 두어야 하고, 내원 때마다 환자의 전신적인 변화가 있는지 확인하는 것이 중요하다. 일반 개업의가 실시하는 주술기 구강기능 관리는 통상의 치과 진료와 거의 동일하며 특별한 것은 없다. 일반적인 우식 검사, 치주질환 관리, 의치 관리 등이며 그 외 입원 중에 주의해야 할 점 등을 지도한다.

참고문헌

1) 厚生労働省: 平成24年度診療報酬改定の概要 Part2. http://www.mhlw.go.jp/bunya/iryouhoken/iryouhoken15/dl/gaiyou_2.pdf

18 허혈성 심질환 환자에게 발치 등의 관혈적 처치를 할 경우에 주의점은?

니혼대학 치학부 임상의학강좌 **Namaki Shunsuke** (生木俊輔)

의료면접(Medical interview)

1. 문진

초진 때뿐 아니라 치과 치료 중인 경우에도 관혈적 처치를 할 때는 다시 문진을 해야 한다. 치과 치료를 계속하고 있는 경우 치료기간이 길어질 수 있으며 증례에 따라 수년이 걸릴 수 있다. 이 경우 환자의 전신 상태는 몇 년 전과 같지 않을 수 있으므로 관혈적 처치를 할 때에는 다시 문진을 하는 것이 중요하다.

2. 의과 의뢰(대진)

관혈적 처치를 하기 전에 의과에 의뢰하는 것(대진 요청)은 중요하다. 내용은 Question 17과 동일하다.

자문 의뢰 내용으로서 피해야 하는 것은 '발치는 가능합니까?', '○○ 치료는 할 수 있습니까?' 등의 사항을 기재하는 것이다. 자문의 내용을 고려하여 치과 치료를 결정하는 것은 치과의사이다. 발치 하나에도 침습의 정도는 다양하기 때문에 그 판단까지 의뢰처의 의사가 고려하는 것은 불가능하다. 따라서 자문 결과와 치과 치료의 침습 정도를 검토하여 치료를 실시해야 한다. 그 판단을 할 수 있는 것은 치과의사뿐이다.

발치 등의 관혈적 처치

1. 가이드라인

허혈성 심질환 환자에게는 항혈전요법이 시행되고 있으므로 발치 시에 주의해야 한다. 2015년에 "항혈전요법 환자의 발치에 관한 가이드라인"[1]이 발행되었으므로 항혈전요법 차이에 따른 대응의 차이는 가이드라인을 참조하기 바란다.

감염성 심내막염의 원인균으로 구강상재균이 검출되는 것은 잘 알려져 있다. 발치 등의 관혈적 처치나 중증 치주질환 등으로 구강 내 상주균이 침입하여 균혈증이 발생하고, 혈관내막에 정착하여 감염성 심내막염을 일으킨다.

감염성 심내막염의 위험 증례나 SSI(surgical site infection) 위험 인자가 있는 경우에는 항균제의 수술 전 투여가 권장되고 있다. 자세한 것은 "수술 후 감염예방 항균제 적정 사용을 위한 실천 가이드라인"[2]을 참조한다.

2. 침윤마취

침윤마취에 대해서는 Question 17에서 해설한 바와 같다. 덧붙이자면 치과용 국소마취제에는 대부분 혈관수축제가 첨가되어 있다. 혈관수축제에 의한 지혈 효과로 수술 중 시야를 확보할 수 있어서 결과적으로 저침습 발치가 가능해진다.

3. 발치

발치 기구로 엘리베이터가 자주 사용되지만 발치 겸자가 사용 가능하다면 최대한 겸자를 사용하는 것이 바람직하다. 엘리베이터는 치아와 치조골 사이에 삽입하는데 이때 치조골이 으스러질(좌멸) 수 있다. 이는 지혈을 어렵게 하고 후출혈의 원인이 될 수 있다. 겸자를 잘 사용하면 치조골에 대한 침습을 최소화할 수 있다.

발치 겸자를 사용할 수 없는 경우에는 엘리베이터를 사용한다. 엘리베이터의 작용으로는 쐐기 작용, 회전 작용, 지레 작용을 들 수 있다. 발치할 때는 우선 쐐기 작용을 이용하도록 한다. 쐐기 작용은 치근막에 엘리베이터를 삽입함으로써 치아를 들뜨게 하는 것인데, 이 작용을 이용하면 치조골의 좌멸을 최소화할 수 있다. 지레 작용은 언뜻 보기에 유용해 보이지만 지레 작용을 이용할 수 있는 상황이 실제로는 적고, 지레의 지점이 치조골의 상부에 위치하는 경우가 많아 그 부위가 좌멸되는 경우가 있다. 좌멸창은 지혈이 곤란할 수 있으므로 가능한 한 좌멸창을 만들지 않고 조심스럽게 발치하는 것이 중요하다.

발치와에 존재하는 불량 육아조직은 감염되어 있기 때문에 소파를 충분히 실시한다. 감염된 병변을 남겨 두면 체내에 세균이 침입할 수 있으므로 완전히 병소를 제거한다. 또 불량 육아조직은 모세혈관이 풍부하기 때문에 빠르고 완전하게 제거하는 것이 출혈을 줄이고 후출혈을 예방할 수 있다.

허혈성 심질환의 항혈전요법을 받고 있는 환자에 대한 발치에서 중요한 것은 지혈이다. 지혈에 앞서 앞에서 설명한 바와 같이 조심스런 발치 조작이나 불량 육아조직의 완전한 제거를 수행함으로써 지혈이 곤란해지는 것을 피할 수 있다. 발치와는 매복 발치 이외에는 개방창이 되는 경우가 많다. 이 경우 산화셀룰로오스(써지셀®), 지혈용 젤라틴 스펀지(스폰젤®) 등을 발치와에 삽입하여 압박지혈을 실시한다. 또한 지혈에는 봉합이 유용하다. 심한 치주염 등의 경우는 봉합에 의해 폐쇄창이 될 수 있다. 확실히 지혈하자면 봉합에 의한 지혈이 유용하다. 또한 일반 발치와에서도 점막을 절개하여 플랩을 형성함으로써 폐쇄창으로 만들 수 있기 때문에 지혈하기 어려운 경우에는 폐쇄창으로 하는 것이 좋다.

4. 구강외과 소개

허혈성 심질환을 앓고 있는 환자에게 관혈적 처치가 어려울 것으로 보인다면 인근 구강외과에 환자를 소개하는 것이 좋다. 이때의 소개장에는 '상병명(발치하고 싶은 치아의 치식)', '전신 기왕력'을 반드시 기재한다. 허혈성 심질환에 대한 의뢰 진료(대진)는 소개처 구강외과의사에게 맡기는 것이 좋다. 이런 환자에 대한 관혈적 처치가 어렵다고 느끼면 무리하지 말고 거리낌 없이 인근 구강외과에 소개하는 것이 불필요한 스트레스 없애고 다른 진료에 집중할 수 있게 한다. 또 무엇보다 전문 의료기관에서 치료받게 하는 것이 환자를 위하는 것이다.

참고문헌

1) 日本有病者歯科医療学会, 日本口腔外科学会, 日本老年歯科医学会(編): 科学的根拠に基づく抗血栓療法患者の抜歯に関するガイドライン2015年改訂版. 学術社, 東京, 2015.
2) 術後感染予防抗菌薬適正使用に関するガイドライン作成委員会, 日本化学療法学会, 日本外科感染症学会: 術後感染予防抗菌薬適正使用のための実践ガイドライン. http://www.chemotherapy.or.jp/guideline/jyutsugo_shiyou_jissen.pdf

Question

19 뇌혈관장애 환자의 치과 치료 시 주의점은?

의료법인사단 SHOWAKAI 이케가미종합병원 치과구강외과 **Watanabe Daisuke** (渡辺大介)

일반적으로 성인병이라 불리던 질병군은 1996년에 후생노동성이 '식사나 운동, 흡연, 스트레스 등의 생활습관이 깊이 관여하고 발병의 원인이 되는 질병의 총칭'으로 생활습관병이라 고쳤다. 대표적인 질환은 당뇨병과 고혈압, 고지혈증, 비만 등을 들 수 있으며 치과 영역의 만성 변연성 치주염도 포함된다. 이들 생활습관병이 진행되어 심근경색이나 뇌혈관장애 등 심각한 질병의 발병에 이른다고 여겨지며, 넓은 의미로는 뇌혈관장애의 대부분이 생활습관병이라고 해도 이상하지 않다. 현대 생활습관병은 국민병이라 할 수 있으며, 2014년 후생노동성 발표에 따르면 전국에서 뇌혈관질환의 연간 사망자 수는 11만 명이고, 약 118만 명이 치료를 받고 있다고 한다. 뇌혈관장애 환자에게 치과 진료를 하는 빈도는 높다. 안전한 치과 치료를 위해 그 병태와 장애의 특성을 알아 둘 필요가 있다.

뇌혈관장애란

생명 예후가 불량하고 심각한 후유증을 초래하는 질병으로, 일반적으로 졸중이나 뇌졸중이라고 하는 것이다. 병태는 크게 허혈성과 출혈성으로 나뉘는데 "뇌졸중 치료 가이드라인 2015"에서는 보기 드문 질환인 뇌동정맥기형이나 동맥해리, 일부의 치매도 뇌혈관장애에 포함하고 있다.

치과의사는 적어도 발병 빈도가 높은 허혈성 및 출혈성 뇌혈관장애의 개요는 파악해 둘 필요가 있다. 한마디로 뇌혈관장애라 해도 그림 1에 나타낸 바와 같이 복수의 위험 인자와 원인에 의해 발병하기 때문에 병태나 후유증 장애는 다양하다. 또한 뇌혈관장애(그림 2)에 속할 수 있는 치매나 간질 등도 치과 치료에서 고려해야 할 질환이라는 것은 말할 필요도 없다.

뇌혈관장애 환자의 후유증

뇌혈관장애 환자의 후유증(표 1)은 다양하며 경증부터 중증까지 환자 개개인에 따라 다르고, 병존하는 환자도 적지 않다. 의식장애나 운동장애, 감각장애는 치과 치료와 직접 관련되고, 언어장애나 인지장애, 정서장애는 진료에 있어서 사회적 배려와 개호 도우미의 협력을 필요로 한다.

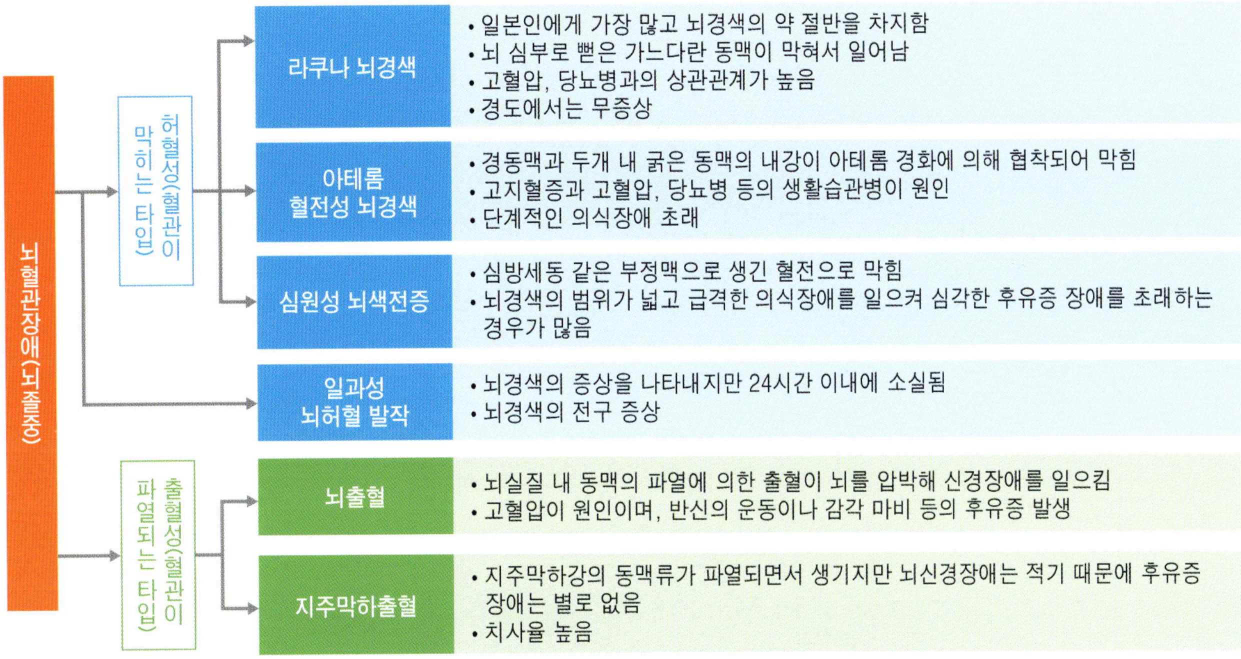

그림 1. 뇌혈관장애의 분류.

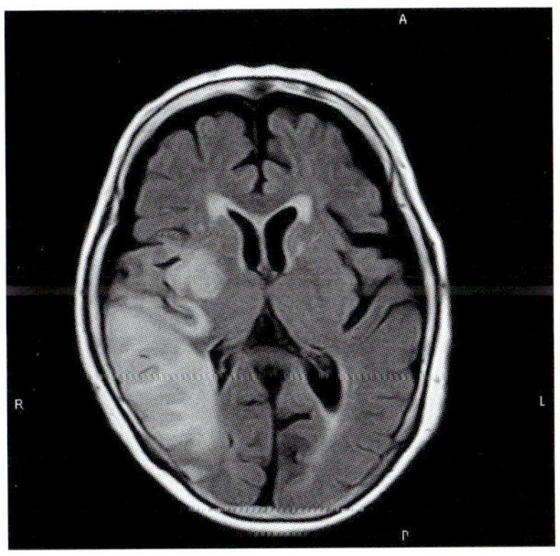

그림 2a. 뇌경색의 MRI 영상.

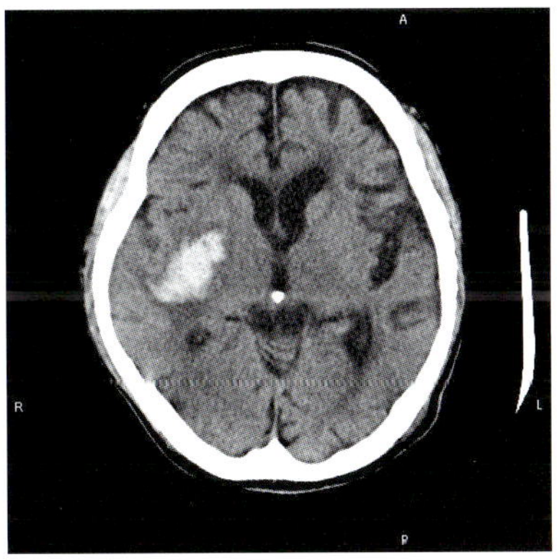

그림 2b. 뇌출혈의 CT 영상.

뇌혈관장애 환자의 치과 치료 시 주의점

뇌혈관장애가 발병한 환자라도 기본적으로 치과 질환의 진단이나 치료 방침, 치료 내용은 정상인과 다르지 않다. 실제로 치과 치료가 이루어지는 환자는 이른바 회복기 또는 유지기에 있으며, 후유장애는 증상 고정 상태에 있다. 환자 개개인의 후유장애에 대해 어떻게 지원할지가 관건이다.

1. 문진과 주치의 자문(위험 인자, 복약 상황 파악)

뇌혈관장애 환자는 당뇨병과 고혈압, 지질대사이상증(고지혈증), 부정맥, 비만, 흡연, 음주 등

표 1. 뇌혈관장애 환자의 후유 장애

의식장애	심각한 후유증으로 다른 장애도 병존하고 있는 경우가 많아 치료 협력을 얻기 어려움
운동장애	안면이나 사지의 편마비로 체위 유지가 불충분하거나 이동이 곤란해짐
감각장애	마비 측의 피부감각 둔화, 미각장애, 시각장애 등 ※ 섭식연하장애는 운동장애나 감각장애의 단독 또는 병발
언어장애	의사소통이 곤란해짐
인지장애	인지(이해)가 부족해져 모든 사회생활에서 지장이 됨
정서장애	감정의 기복을 제어할 수 없음. 우울증이 되어 의욕이 생기지 않음
기타	

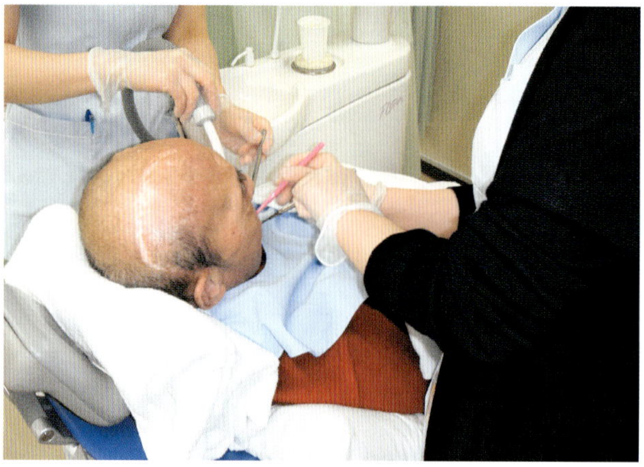

그림 3. 진료대에서의 체위 유지(머리 위치의 안정).

의 위험 인자를 가지고 있으며 강압제나 항혈전제를 투여받고 있다. 충분히 문진하고 경우에 따라 상세한 병세나 치료 내용에 대해 주치의에게 자문(대진)을 구한다.

2. 환자 포지셔닝(positioning)

편마비 등의 운동장애로 진료대에서의 체위 유지가 곤란한 경우가 많으며, 특히 물을 뿌리거나 예리한 기구를 취급할 때는 두위의 안정이나 체간 유지를 위해 쿠션 등의 보조기구를 이용한다(그림 3). 진료 외에 치과 진료대(unit chair)로의 이동 시에도 전도 위험이 있다.

3. 오음(잘못 마심, accidental ingestion)·오연(잘못 삼킴, pulmonary aspiration)의 대응

연하기능이 저하된 환자의 치과 치료는 잘못 마심과 잘못 삼킴에 대한 주의를 요한다. 소기구나 보철물을 인두강으로 떨어뜨릴 위험성을 고려하여 환자의 수평위 진료는 피한다. 치료 시 흡인 조작이 중요하므로 단독 진료를 금하고 흡인 보조원과 함께 복수 인원으로 진료하도록 한다.

4. 종명불가, 불수의운동의 대응

치료상 필요한 지시를 수용할 수 없는 의식장애나 불수의운동을 보이는 환자에게는 인원과 필요 최소한의 억제구(개구기, 억제대 등)를 준비한다.

5. 언어장애나 인지장애가 있는 환자에 대한 사회적 배려

의사소통이 어렵고 인지가 부족한 환자라도 치료의 필요성과 위험을 설명할 의무가 있다. 가족이나 동반자 또는 개호 도우미에게도 설명을 해서 이해를 얻을 필요가 있다.

뇌혈관장애 환자는 질병의 중증성 때문에 급성기에는 치과 치료를 뒤로 미룰 수밖에 없어서 음식을 씹고 맛보는 것이 만족스럽지 못한 환자도 많다. 치과 치료는 재활의 일환으로서 큰 역할을 한다. 뇌혈관장애에 대한 이해와 치과 치료 시의 주의점을 널리 알려서 적극적인 진료가 요망된다.

참고문헌

1) 日本脳卒中学会: 脳卒中治療ガイドライン2015. 協和企画, 東京, 2015.

Question

20 뇌혈관장애 환자에게 발치 등의 관혈적 처치를 할 경우에 주의점은?

의료법인사단 SHOWAKAI 이케가미종합병원 치과구강외과 **Watanabe Daisuke** (渡辺大介)

뇌혈관장애는 허혈성과 출혈성으로 크게 나뉘며 허혈성은 뇌경색이 약 60%, 출혈성에서는 뇌출혈이 25%, 지주막하출혈이 10%를 차지한다. 뇌혈관장애의 발병은 대부분 고혈압, 고지혈증, 당뇨병 등의 생활습관병에 원인이나 상관관계가 있다.

급성기의 뇌혈관장애 환자는 입원 치료 중이므로 긴급을 요하는 치과 치료는 제한된다. 일반적으로 치과의원에서 진찰을 받는 뇌혈관장애 환자는 회복기, 유지기에 있으며 항혈전요법과 기초질환의 치료가 이루어지고 있는 경우가 많다.

뇌혈관장애의 항혈전요법

뇌혈관장애 중 뇌경색에서는 재발이나 예방을 목적으로 항혈전요법을 시행한다. 뇌출혈이나 지주막하출혈에 적응은 없다.

항혈전요법에서는 항혈소판제와 항응고제가 사용된다. 주로 심방세동 등의 부정맥으로 심내에 형성된 섬유소 주체의 혈전에 의해 발병하는 심원성 뇌색전증에는 항응고제가, 동맥 내에 생기는 혈소판 주체의 혈전에 기인하는 라쿠나 경색과 아테롬 혈전성 뇌경색에는 항혈소판제가 선택된다. 심장질환(심방세동)과 뇌혈관장애의 위험 인자에 따라서는 양자가 투여될 수도 있다(표 1).

1. 심원성 뇌색전증

항응고제가 투여된다. 가장 대표적인 항응고약은 와파린으로, PT-INR 1.6~3.0을 지표로 조절된다. 최근에는 조절하기 어렵고 모니터링이 어렵다는 와파린의 단점으로 인해 개체 차가 적은 비 비타민K 저해 경구용 항응고제(NOAC: non-vitamin K antagonist oral anticoagulant, new oral anticoagulants)가 투여되는 경우도 많다.

2. 라쿠나 경색과 아테롬 혈전성 뇌경색

재발의 예방에 가장 효과적인 항혈소판제가 첫 번째 선택이다. 아스피린, 실로스타졸(Cilostazol),

표 1. 주요 경구 항혈전치료제 및 휴약기간

	일반명	제품명	작용	휴약기간
항응고제	와파린	Warfarin®	비타민K 억제	7일
	Edoxaban	Lixiana®	Xa 억제	1일
	Rivaroxaban	Xarelto®		
	Apixaban	Eliquis®		
	Dabigatran	Prazaxa®	트롬빈 억제	2일
항혈소판제	아스피린	Bayaspirin®, Warfarin®	혈소판응집능 억제	7-10일
	Ticlopidine	Panaldine®		
	Clopidogrel	Plavix®		
	Prasugrel	Efient®		
	Cilostazol	Pletaal®		
	Icosapentate	Epadel®		

클로피도그렐(Clopidogrel) 등이 있다.

치과 관혈 처치와 항혈전요법의 휴약

"과학적 근거에 기초한 항혈전요법 환자의 발치에 관한 가이드라인"에 의하면 PT-INR 1.6~3.0 범위로 조절되고 있는 환자의 치아를 발치할 때 혈전색전증의 발생 위험 때문에 휴약을 권장하지 않는다. 다만 발치의 침습이 높은 매복치나 PT-INR 3.0 이상 또는 지혈 곤란이 예측되는 환자, 제어 불량의 고혈압 환자의 관혈 처치 전에 주치의와 휴약을 검토해야 한다.

항응고제는 반감기를 고려하여 와파린 7일, NOAC 1~2일을 휴약기간의 기준으로 하고, 항혈소판제는 혈소판 수명을 고려하여 7~10일로 한다.

항혈전요법 환자의 지혈법

항혈전요법은 지혈 기전을 방해하는 것이므로 국소 처치에 의한 지혈이 기본이다. 길항제나 지혈제의 전신 투여의 즉시 지혈 효과는 낮다. 파열된 혈관의 기계적 압박이 가장 효과적이다.

① 에피네프린 첨가 국소마취제의 국소 주사

② 손가락이나 거즈 등을 통한 압박 지혈: 기본적 조작이며 지혈 효과는 압박 정도와 시간에 따라 다름

③ 봉합 지혈

④ 지혈제나 탐폰거즈(tampon gauze) 삽입(그림 1): 발치 후에 봉합 지혈로 충분한 지혈을 얻을

수 없는 경우에 유효한 지혈법. 창면을 덮고 거즈를 삽입하여 국소압을 높여 압박 지혈을 겸함

⑤ Surgical pack 및 지혈보호상 장착

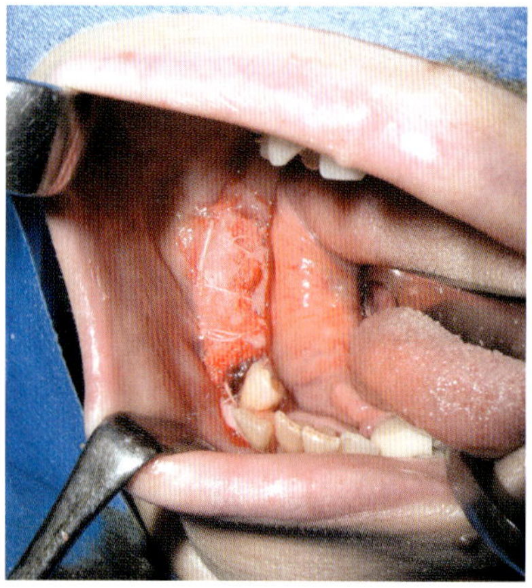

그림 1. 지혈이 어려운 발치 후 탐폰거즈 삽입.

뇌혈관장애 환자의 기초 질환에 대한 대응

뇌혈관장애 환자는 위험 인자인 고혈압, 지질대사이상증(고지혈증), 당뇨병 등의 생활습관병을 함께 가지고 있는 경우가 많다.

1. 고혈압

뇌경색 재발 예방에서는 목표 혈압이 140/90mmHg 미만으로 되어 있지만, 통증이나 긴장으로 인해 급격한 혈압 상승을 초래할 수 있다. 강압제 복용을 계속하고 혈압이 안정되어 있는 오전 중의 진료가 바람직하다. 혈압 측정을 자주 하고 성급한 처치를 피하며 단계적 처치를 한다. 처치 시에 고혈압성 긴급증이 발생하면 환자를 좌위 안정 상태로 유지하고 평정화를 기다린다.

2. 당뇨병

당뇨병에서 관혈 처치와 감염은 밀접한 관계가 있다. 고혈당은 백혈구의 활성을 저하시켜 감염을 쉽게 일으키므로 국소 청결 유지와 처치 직전의 항균제 투여 등 적정한 항균요법을 시행한다.

3. 부정맥(심방세동)

심방세동은 혈압의 변동이나 강한 긴장, 스트레스, 통증 자극, 국소마취제(에피네프린 첨가) 등에 의해 발작적으로 발병할 수 있으므로, 발치 등 관혈 처치는 고혈압에서와 마찬가지로 생명 징후(바이탈 사인)의 모니터 감시하에서 실시하고 가급적 스트레스를 피하여 발병 기회를 줄인다.

항혈전요법과 기초 질환의 치료에 의해 뇌혈관장애의 재발병이 유의하게 저하된다는 것이 증명되었다. 회복기나 유지기에 있는 환자의 진료실에서의 발병을 지나치게 두려워할 필요는 없지만, 후유증 장애의 정도와 항혈전요법의 출혈 위험에 대해서는 충분한 배려가 필요하다.

참고문헌

1) 日本脳卒中学会：脳卒中治療ガイドライン2015. 協和企画, 東京, 2015.

2) 日本有病者歯科医療学会, 日本口腔外科学会, 日本老年歯科学会(編)：科学的根拠に基づく抗血栓療法患者の抜歯に関するガイドライン 2015年改訂版, 学術社, 東京, 2015.

21 사지의 운동이나 지각에 마비가 있는 경우 치과 진료에서 조심해야 할 것은?

의료법인사단 SHOWAKAI 이케가미종합병원 치과구강외과 Kato Hiroshi (加藤 宏)

뇌혈관장애의 후유증으로서 치과 진료에서 문제가 되는 것은 편마비로 인한 사지의 운동장애와 지각장애이다. 이로 인한 지체부자유인은 자력 이동에 지장이 있기 때문에 지팡이나 휠체어를 사용하는 경우가 많다. 이런 사람에 대한 치과 진료를 할 때에 유의해야 할 점은 진료실과 진료대로의 안전한 이동과 이승(옮겨타기)이다. 환자의 전도 예방뿐 아니라 보조자의 육체적 부담 경감을 위해 의료 안전관리에서 이동 보조는 습득해야 할 기술이다.

신체역학이란?

이동 보조는 보조자의 신체적 부담이 커서 의료 돌봄 종사자의 요통 발생이 해마다 증가하는 추세에 있는 만큼 매우 중요한 문제이다. 이 문제를 해결하기 위해서라도 우선은 신체역학(body mechanics)이라는 개념을 이해할 필요가 있다. 신체역학은 뼈·관절·근육 등의 상호관계를 활용한 기술로, 지렛대의 원리를 환자의 자세나 동작에 응용하여 최소한의 힘으로 최대의 효과를 얻음으로써 보조자의 부담 경감을 목적으로 하는 것이다.

신체역학의 8원칙

① 무게중심을 가까이 둔다: 보조자가 대상자에게 가능한 한 가까이 다가간다.

② 지지 기저면을 넓게 한다: 보조자가 발 폭을 전·후, 좌·우로 벌려 발판 면적을 넓힌다.

③ 큰 근육 사용: 하반신의 큰 근육을 의식하면서 행한다.

④ 대상자를 작게 정리한다: 신체를 가능한 한 구체에 가깝게 하여 접하는 면을 작게 한다.

⑤ 무게중심을 낮춘다: 무릎을 구부리고 허리를 낮추어 안정감이 있게 한다.

⑥ 몸을 비틀지 않는다: 어깨와 허리를 평행하게 유지한다.

⑦ 수평이동을 한다: 대상자를 들어올리는 것이 아니라 수평으로 이동시킨다.

⑧ 지레의 원리를 사용한다: 지점·역점·작용점을 의식한다.

보행이 불안정한 사람에 대한 보행 보조의 포인트(그림 1)

① 보조자는 환자 옆에 서야 한다. 편마비가 있는 경우에는 보조자는 원칙적으로 마비 측에 선다.

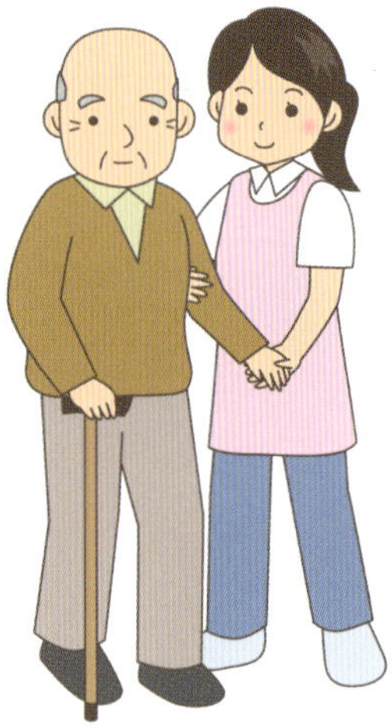

그림 1. 지팡이 보행자의 보행 보조.

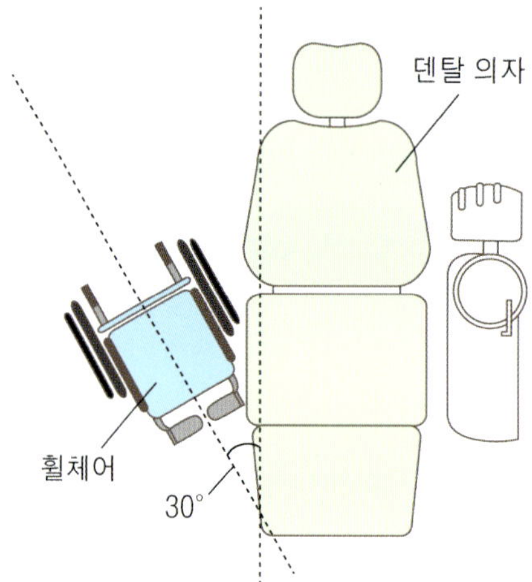

그림 2. 진료대로 옮길 때 휠체어 배치.

② 환자 측의 손으로 겨드랑이나 허리를 잘 받치고 반대 측의 손으로 환자의 손을 아래에서 받치듯 가볍게 잡는다.

③ 말을 걸면서 보조를 맞추어 천천히 걷는다.

휠체어에서 진료대로 옮겨 탈 때의 포인트

휠체어로부터 옮겨 타는(이승) 방법은 환자가 휠체어에서 한번 일어나 진료대로 이동하는 입위이승과 휠체어에서 그대로 진료대로 슬라이드해 이승하는 좌위이승이 있다. 치과 진료대는 휠체어 높이와 맞지 않는 경우가 있어서 좌위이승보다 입위이승을 더 쉽게 할 수 있다. 여기에서는 입위이승에 대해 자세히 설명한다.

1. 입위이승이란?

입위이승은 휠체어에서 일어서기, 그 자리에서 회전 동작하기, 목표 지점에 앉기 등 3가지 동작 요소로 이루어진다. 기본적으로 보조자는 혼자서 하게 되지만, 환자와 보조자 간의 신장과 체중에 차이가 크거나 자력으로 일어서는 것(입위)이 곤란한 경우에는 보조자 두 명이 대응해야 하며, 한 명이 환자의 후방에 서서 환자의 몸을 지지하는 등의 노력이 필요할 때도 있다.

2. 입위이승의 흐름과 포인트

1) 휠체어의 위치(그림 2)

공간을 확보할 수 있는 진료대의 우측으로 접근한다. 휠체어를 치과 진료대의 발받침 방향으로 30° 각도로 붙여서, 브레이크를 건 다음 서포트를 올려 둔다.

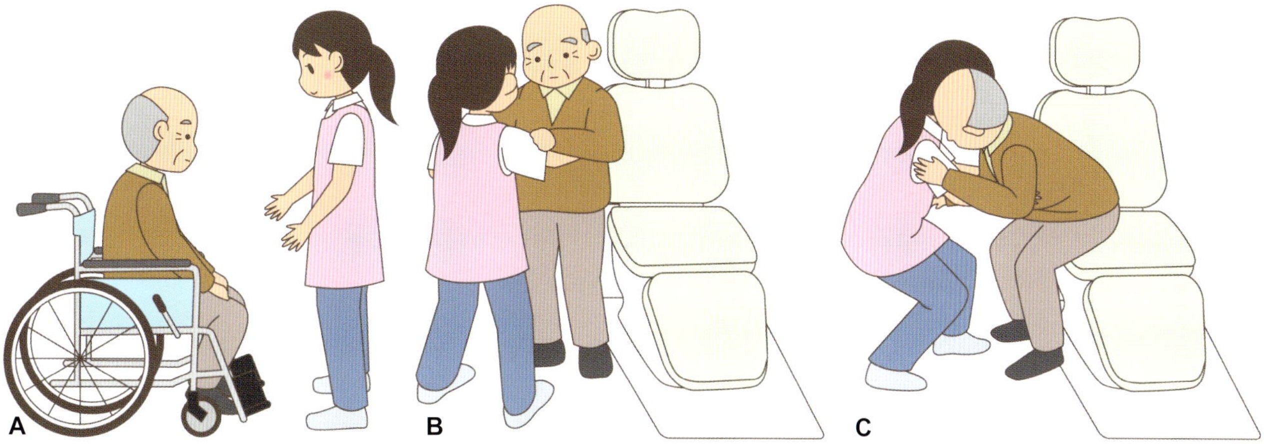

그림 3. 입위이승의 흐름. A, 엉덩이를 앞으로 밀고 발을 뒤로 당겨 일어설 준비를 한다. B, 일어나면 신체의 회전 동작을 한다. C, 진료대에 앉는다.

2) 일어설 준비

엉덩이를 밀어 휠체어 앞쪽에 얕게 앉히고 바닥에 양발을 확실히 디디게 한다(그림 3A). 앞쪽으로 기우는 이동을 유도하고 환자의 양팔을 보조자의 어깨에 돌린다. 보조자는 다리를 크게 벌리고 허리를 낮추며 양팔을 환자의 겨드랑이에서 등쪽으로 돌린다.

3) 휠체어에서 일어서기

보조자는 환자에게 몸통을 가까이 하면서 앞쪽으로 기운 자세로 일어서게 한다. 무릎관절을 잘 펴서 무게중심을 위쪽으로 이동시킨다.

4) 그 자리에서 회전 동작하기

완전히 일어선 것을 확인하고 조금씩 다리를 움직이게 하여 천천히 회전한다(그림 3B).

5) 목표 지점에 앉기

몸통이 앞쪽으로 기운 상태를 유지하면서 엉덩이부터 천천히 앉는다(그림 3C). 다리를 진료대 발판(foot rest)에 올린 후 수평이동을 해서 깊숙이 앉게 한다.

진료 후에는 반대의 순서로 휠체어로의 이승을 실시한다.

참고문헌

1) 下山和弘, 櫻井 薫, 深山治久, 米山武義: 高齢者歯科診療ガイドブック. 口腔保健協会, 東京, 2010: 175-186.

Question

22 약수첩을 효과적으로 활용하려면?

의료법인사단 SHOWAKAI 이케가미종합병원 약제실 **Shinbori Chika** (新堀千香)

약수첩이란

1. 약수첩의 역사

1993년의 소리부딘(Sorivudine) 사건(일본에서 항바이러스제와 항암제 병용으로 18명의 환자가 사망한 사건)을 계기로 환자의 복용 이력을 관리하는 것의 중요성이 인식되었다. 이 사건 이후 일부 의료기관과 약국에서 환자 복용약을 수첩에 적어 정보를 제공하는 일이 시작되었다. 이것이 약수첩의 시작이다. 2000년에는 이것이 조제수가로 인정되어 약수첩이 널리 보급되었다.

2. 약수첩에 기재되어 있는 일반적인 내용

약수첩에는 처방내용(조제일, 약제명, 용법·용량, 약국명, 의료기관명)이 기재되어 있다. 또한 환자에 관한 정보(이름, 생년월일, 연락처), 약물요법의 기초정보(알레르기력, 부작용력), 기왕력을 기재하는 난이 마련되어 있어 안전한 약물치료를 하는 데 필요한 정보를 기재할 수 있도록 되어 있다.

약수첩 활용방법

1. 환자가 복용하고 있는 약의 정보 수집

약수첩으로 환자의 복용약 정보를 쉽게 입수할 수 있다. 비스포스포네이트(bisphosphonate; BP)약과 항응고제 등 치과 치료에 주의해야 하는 약이 많이 있으며, 이들 약의 복용 여부를 환자의 기억이나 신고*에서뿐만 아니라 약수첩을 통해 확인할 수 있다.

그러나 최근에는 신약의 판매나 후발 의약품(제네릭 의약품)의 사용이 매우 발전하고 있다. 항응고작용이 있는 내복약도 와파린만의 시대에서 벗어나 NOAC(비 비타민K 저해 경구용 항응고제)가 승인되었으며, 현재는 5가지 성분의 의약품이 판매되고 있다. 또한 후발 의약품 사용이 촉진된

* [역주] 신고(申告): 어떤 사실에 대해 서면으로 작성된 서류를 제출하는 행위

결과 같은 성분의 BP약이라도 포사맥(Fosamac™), 보나론(Bonalon™), 알렌드론산(alendronic acid) 정 등 다양한 약제가 판매되고 있어 주의가 필요하다.

2. 환자에게 사용한 약의 정보 제공

약수첩의 의의는 복수의 의료기관에서 진료를 받을 때 이것을 의사나 약사가 볼 수 있어서 약의 상호작용이나 중복 사용을 막을 수 있다는 것이다.

'항균제를 처방받은 환자가 감염증으로 인해 다른 병원에서 진찰을 받고 항균제를 중복 복용했다', 'NSAIDs를 처방받은 환자가 다른 병원에서 천식 치료 중이었다' 등 치과 진료에서 투여한 약제가 다른 질환에 영향을 주는 일이 일어날 수 있다. 이러한 해로운 사태를 막기 위해서는 충분한 문진을 실시하는 것 외에, 환자에게 사용한 약을 수첩에 기재해서 다른 의료기관과 조제약국이 정보를 공유하도록 하는 것이 중요하다. 또 처방약에 의한 약진(drug eruption) 등 처방 후의 문제를 조기에 해결하기 위해서도 약수첩은 중요한 수단이 된다.

3. 약수첩의 추가적 활용

약수첩은 처방약 이외의 정보를 기재해도 좋고, 진료에 도움이 되는 정보라면 의료진뿐만 아니라 환자도 자유롭게 기입할 수 있다.

의료진 측에서는 환자의 체중이나 검사 결과를 적어 다음 진찰 때 도움을 줄 수 있다. 또한 환자의 담당 시설에 전하고 싶은 내용을 기재하는 등의 대처에도 유용하다.

환자 측도 약을 복용한 후의 컨디션 변화나 효과 판정, 시판약이나 건강식품의 복용 상황, 약에 대한 의문을 기록해 둠으로써 다음 진찰 시에 약수첩을 통해 정보를 공유하는 것에도 유용하다.

비상시와 재해 시의 약수첩

1995년의 한신 아와지 대지진과 2011년의 동일본 대지진은 약수첩 보급 전과 보급 후라고 하는 차이가 있다. 두 지진 재해 모두 현지의 병원이나 진료소의 기능이 상실되어 진료기록카드가 소실되는 등의 문제가 많았다. 고베 대지진에서는 환자가 복용하고 있는 약의 이름을 기억하지 못하고, '붉은 혈압약을 먹고 있었다' 등의 애매한 정보밖에 전할 수 없는 사람이 많았다. 한편 약수첩 보급 후의 동일본 대지진에서는 약수첩을 가지고 있던 환자가 처방력이나 담당 의원, 병이나 알레르기 정보를 확실하게 제공할 수 있었다. 또 재난 중에도 약수첩에 투약 내용을 기재해서 대피소 간 중복 처방을 피하고, 의료진이 교대해도 계속적인 의료를 제공할 수 있었다.

전자 약수첩

1. 전자 약수첩의 보급

2010년 후생노동성이 의료의 IT화를 촉진하기 위해 '어디서나 내 병원'* 계획을 수립하면서 전자 약수첩을 검토하기 시작했다. 현재는 대기업 제조사와 조제약국 체인 등 30여 개 사업자가 전자 약수첩 서비스를 제공하고 있다.

2. 전자 약수첩의 열람 방법

전자 약수첩의 경우 환자는 스마트폰이나 PC에서 수첩 내용을 열람하게 된다. 전자 약수첩을 도입하고 있지 않은 시설이 수첩을 열람하려면 이용자의 스마트폰 화면을 빌려 열람하는 방법이 일반적이다. 그러나 환자에 따라서는 스마트폰을 의료진에게 보여 주는 것을 거부하는 경우도 있다.

약수첩 제조업체에 따라서는 환자가 약수첩을 보여 주어도 된다고 판단한 경우 ID와 1회성 패스워드를 의료진에게 제시하여 의료진이 전용 사이트에서 열람할 수 있는 구조를 구축하고 있는 경우도 있다. 혹은 그림 파일로 변환한 약수첩을 메일로 송신하는 등의 기능을 가지고 있는 경우도 있지만, 제조사에 따라서 대응이 다른 등 개선해야 할 문제는 많다.

3. 전자 약수첩의 이점과 결점

전자 약수첩은 가족 전원의 약 정보를 일원화해서 관리할 수 있고, 복용 시의 알람 설정 등 스마트폰과 연동이 가능한 기능도 있다. 또한 재해 시라도 정보를 잃어버리지 않는다는 특징도 있다.

한편 종이 수첩과는 달리 의료자가 열람하기 위해서는 전자 약수첩에 관한 지식이 필요한 것, 환자의 스마트폰을 빌려 수첩 내용을 확인하는 경우에 내용을 제대로 보기 어렵다는 것 등의 문제점이 있다. 현시점에서는 각 제조사에 의한 차이가 크지만, 후생노동성이 전자 약수첩의 사양을 공통화한다는 방침을 가지고 있기 때문에 가까운 장래에 사용하기 쉬운 수첩이 될 것으로 기대하고 있다.

---

* [역주] 어디서나 내 병원: 일본 정부가 2000년대 초반부터 추진한 의료 정보화 사업이다. 즉, 건강에 관한 정보를 전자화해 개인의 건강 유지와 향상을 위해서 도움이 되는 personal health record(PHR)를 구축하고, 거기에 개인 스스로 의료와 건강 정보를 전자적으로 '맡기거나 꺼내어' 전국의 어느 의료기관에서도 과거의 진료 정보에 근거한 의료를 받을 수 있게 하는 서비스를 말한다. 이를 통해 다른 병원에서 받은 치료 내용을 정확하게 전달할 수 있으므로 원활한 지역 연계 의료를 실현할 수 있으며 비용 절감도 이룰 수 있다.

찾아보기

ㄹ

ㅁ

ㅂ

ㅅ

ㅇ

맺음말

생활습관병은 생활습관의 혼란으로 인해 성인뿐만 아니라 소아에게도 나타나는 질환의 총칭이다. 과식과 포식의 시대가 길게 지속되고 있기 때문에 대사증후군이 주목받고 있다. 대사증후군의 진단에는 비만(허리둘레 증가), 고혈압, 지질이상, 고혈당이 관여하고 있다.

한편 초고령사회(총인구 중 65세 이상의 고령자가 21%를 넘은 사회)인 일본에서는 대사증후군과는 반대의 현상, 즉 비정상인 '살빼기'나 '영양장애(sarcopenia, frailty)'도 문제가 되고 있다. 이것의 개선을 위해서는 적절한 식이요법과 운동요법이 중요하지만 고령자에서는 현재의 치아 개수나 치주질환, 교합상태, 구강 청결 상태, 저작·연하 등이 생명 예후와 관련된다고 보고되었다.

이러한 사회 상황 속에서 건강을 지키려면 다직종에 의한 팀 의료가 중요하며 특히 의과와 치과의 연계 진료가 매우 중요하다고 생각한다. 이번에 내과의사가 치과의사에게 전하고 싶은 생활습관병에 관한 것을 간결하게 정리할 수 있었다. 일상의 치과 진료에 활용해 준다면 더할 나위 없는 기쁨이 될 것이다. 다소 난해한 기재도 있으리라 생각하므로 이에 대해 의견을 주신다면 감사하겠다.

바쁘신 가운데 집필에 협조해 주신 의사·치과의사·약사 여러분께 깊이 감사드린다. 간행에 있어서 여러모로 신세를 진 치과의사 Nakano Kazuhiro 씨 및 덴탈다이아몬드사의 여러분께 깊이 감사드린다.

2018년 초봄 집필자를 대표하여

Tomino Yasuhiko (富野康□己)